O Poder de Cura da Acupressura e da Acupuntura

Matthew D. Bauer

O Poder de Cura da Acupressura e da Acupuntura

Um Guia Completo Desde as Tradições Imemoriais até as Técnicas Modernas

Tradução:
HENRIQUE AMAT RÊGO MONTEIRO

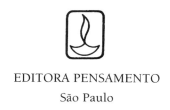

EDITORA PENSAMENTO
São Paulo

Título original: *The Healing Power of Acupressure and Acupuncture.*

Copyright © 2005 Matthew D. Bauer.

Publicado mediante acordo com Avery, uma divisão da Penguin Group (USA) Inc.

Todos os direitos reservados. Nenhuma parte deste livro pode ser reproduzida ou usada de qualquer forma ou por qualquer meio, eletrônico ou mecânico, inclusive fotocópias, gravações ou sistema de armazenamento em banco de dados, sem permissão por escrito, exceto nos casos de trechos curtos citados em resenhas críticas ou artigos de revistas.

A Editora Pensamento-Cultrix Ltda. não se responsabiliza por eventuais mudanças ocorridas nos endereços convencionais ou eletrônicos citados neste livro.

Este livro é uma obra de consulta e informação. As idéias, procedimentos e sugestões aqui descritos têm o objetivo de completar — e não substituir — o tratamento ou os cuidados médicos. As informações aqui contidas não devem ser usadas para tratar de uma doença séria, sem prévia consulta a um profissional de saúde qualificado.

Dados Internacionais de Catalogação na Publicação (CIP)
(Câmara Brasileira do Livro, SP, Brasil)

Bauer, Matthew D.
 O poder de cura da acupressura e da acupuntura : um guia completo desde as tradições imemoriais até as técnicas modernas / Matthew D. Bauer ; tradução Henrique Amat Rêgo Monteiro. — São Paulo : Pensamento, 2007.

Título original: The healing power of acupressure and acupuncture
Bibliografia
ISBN 978-85-315-1486-9

 1. Acupressura 2. Acupuntura 3. Medicina alternativa 4. Saúde — Promoção 5. Sistemas terapêuticos I. Título.

06-9651 CDD-615.892

Índices para catálogo sistemático:
1. Acupressura : Poder de cura : Terapêutica 615.892
2. Acupuntura : Poder de cura : Terapêutica 615.892

O primeiro número à esquerda indica a edição, ou reedição, desta obra. A primeira dezena à direita indica o ano em que esta edição, ou reedição, foi publicada.

Edição | Ano
1-2-3-4-5-6-7-8-9-10-11 | 07-08-09-10-11-12-13

Direitos de tradução para o Brasil
adquiridos com exclusividade pela
EDITORA PENSAMENTO-CULTRIX LTDA.
Rua Dr. Mário Vicente, 368 — 04270-000 — São Paulo, SP
Fone: 6166-9000 — Fax: 6166-9008
E-mail: pensamento@cultrix.com.br
http://www.pensamento-cultrix.com.br
que se reserva a propriedade literária desta tradução.

*Dedico este livro à minha querida e abnegada esposa, Gayle:
você merecia uma dedicatória em um livro de poemas de amor
apaixonados. Infelizmente, o meu talento de poeta
limita-se a trocadilhos sobre os nativos de Nantucket;
assim sendo, receio que este seja o único meio possível.*

AGRADECIMENTOS

Quero agradecer aos meus pacientes, que demonstraram a sua confiança em mim ao permitir que eu cuidasse de sua saúde e com quem aprendi bastante. Por mais que eu faça, sou antes de tudo um agente de cura, e o talento de um agente de cura é medido pela gratidão daqueles a quem ele presta os seus serviços. Graças a vocês, o meu talento se confirmou. Quero agradecer também à minha família, à minha esposa, Gayle, e aos meus filhos Eric e Bryce, pela sua compreensão durante os anos em que trabalhei neste projeto. Aprendi algo a meu respeito enquanto escrevia este livro: não sou uma pessoa com quem seja fácil conviver quando eu estou angustiado tentando encontrar as palavras certas para transmitir os meus pensamentos em relação a um assunto sobre o qual me preocupo tão profundamente. As pessoas com quem convivo mais intimamente sentiram os efeitos dos meus humores e tiveram de me suportar assim mesmo. Gayle também ajudou a encontrar muitos erros de revisão e Bryce corrigiu muitos dos meus desacertos gramaticais.

Quero dirigir um agradecimento especial a três pessoas que foram as maiores responsáveis por tornar este livro possível. Christel Winkler, uma excelente editora de contratações, dotada de uma perspicácia afiadíssima, que se arriscou ao aceitar um autor inexperiente e novato. Bert P. Krages, um agente literário, que igualmente apostou em mim, e não só fez um trabalho maravilhoso me representando, mas também me orientou extremamente bem desde o início, o que nos ajudou a encontrar um editor. Claudia Suzanne, editora que entende como ninguém de livros e uma profissional entusiasmada, que literalmente recebeu uma caixa de papelão cheia de manuscritos muito primários e conseguiu dar uma ordem em tudo de modo que pudéssemos começar a produzir um texto legível. É claro que, mesmo com o apoio desses três profissionais, eu não teria nada a mostrar do meu trabalho se a diretoria da editora Penguin não identificasse algo que valesse a pena neste projeto, pelo que sou muito grato. Donna Ikkanda, Jeanine Henderson e Ron Brown fizeram ilustrações muito boas para o livro e a editora de texto Martha Ramsey encarregou-se com eficiência do acabamento final.

Alguns dos meus colegas na atividade terapêutica contribuíram com opiniões de valor inestimável, entre os quais destaco o dr. Elad Schiff, dr. Yoon-Hang Kim, Ann Bailey e Corinne Axelrod. Tentei consultar as fontes diretas sempre que possível e tive a sorte de obter ajuda das pessoas certas nas respectivas organizações: Dort Bigg, diretor-executivo da Accreditation Commission for the Certification of Acupuncture and Oriental Medicine, Debra Presinger, CEO interina da National Commission for the Certification of Acupuncture and Oriental Medicine, C. James Dowden, diretor-executivo, e Zeus Rivera, mestre-adjunto à American Academy of Medical Acupuncture, dr. John Amaro, da International Academy of Medical Acupuncture, Barbara Esher, diretora de educação da American Organization for Bodywork Therapies of Asia, dr. David Field, ex-presidente da California Naturopathic Doctors Association, e dra. Sally Lamont, ex-diretora-executiva da California Naturopathic Doctors Association. Obrigado a todos pela sua disponibilidade e ajuda. Quero também dirigir um agradecimento especial ao dr. Zhang-Hee Cho, da University of California em Irvine, pelas suas enormes contribuições ao campo da pesquisa em acupuntura, assim como pela sua amizade.

Não poderia relacionar todos os pacientes que me ajudaram com as suas críticas e o seu apoio ao longo dos anos de atendimento. Alguns, entretanto, merecem menção especial: a família Ross — Floyd Ross, pela sua clareza de pensamento e por me indicar a obra de Joseph Campbell; Floyd Ross Junior, pelo seu conhecimento de física; e especialmente Kashi Ross, por observar que as minhas tentativas de explicar o conceito de *qi* eram insuficientes. Entre os demais, destacam-se Allan Andrews, a falecida Mildred (Billie) Talley e Mitzi Hiett. Quero também mencionar a ajuda de uma paciente, amiga e pioneira no campo das informações sobre os tratamentos de saúde holísticos, Suzan Walter, presidente da American Holistic Health Association.

Eu ainda precisaria de um livro inteiro para atestar a minha gratidão pelo meu principal professor, Hua-Ching Ni, conhecido como mestre Ni. Não conheço ninguém que consiga reunir tantas qualidades: uma percepção impressionante, uma espiritualidade verdadeiramente transcendental, humildade, bom humor, uma ética profissional incomparável, uma capacidade excepcional de incorporar a essência das tradições antigas de maneira equilibrada com a necessidade prática de manter-se atualizado... a lista é interminável. Por maior que seja a minha consideração por esse homem, eu estaria prestando um desserviço aos seus ensinamentos se não reconhecesse que ele foi instruído a transmitir os conhecimentos desenvolvidos por outros que viveram há milhares de anos em comunhão com a natureza, procurando sempre preservar as lições assimiladas. Os inúmeros conhecimentos que adquiri por meio de mestre Ni só se conservaram graças a essas pessoas que cultivaram esse conhecimento em benefício de todos. A minha gratidão pelo meu mestre, portanto, estende-se às gerações incontáveis de outros mestres que o antecederam.

SUMÁRIO

Introdução 13

Primeira Parte
EXPLICANDO O INEXPLICÁVEL

1. Uma Ciência Vigorosa 21
2. Ciência Médica Chinesa 32
3. Ciência dos Pontos Doloridos 44
4. Cinco Caminhos 64
5. Pensando em Termos de Yin/Yang 84

Segunda Parte
BUSCANDO AJUDA PROFISSIONAL

6. Os Pontos Fortes e Fracos das Medicinas Chinesa e Ocidental 107
7. Respondendo às Perguntas Mais Freqüentes sobre o Tratamento 123
8. Como Encontrar um Profissional Especializado 138

Terceira Parte
CURA DE SI MESMO

9. Tratando a Si Mesmo, a Família e os Amigos com a Acupressura 149
10. Tratando Problemas de Saúde Comuns com a Acupressura 165
Conclusão 175

Apêndice A:
As Doze Leis do Yin e do Yang do Imperador Amarelo 179

Apêndice B:
Antigas Instruções Taoístas sobre como Alcançar a Mente Absoluta 181
Fontes de Pesquisa 183
Bibliografia 187

INTRODUÇÃO

UM ACUPUNTURISTA DE OLHOS AZUIS

Eu ganho a vida enfiando agulhas nas pessoas. Tudo bem — sou um acupunturista, e é isso o que nós acupunturistas fazemos. Considerando que a maioria das pessoas odeia agulhas, você pode pensar que os acupunturistas como eu teriam problemas em convencer as pessoas a nos deixar enfiar-lhes as agulhas, mas, embora esse pudesse ser o caso quinze ou vinte anos atrás, hoje acontece o contrário. Não só a minha agenda vive sempre cheia de clientes como também essa técnica ancestral chinesa da acupuntura tem experimentado uma explosão de popularidade em particularmente todas as regiões do planeta. Sem dúvida nenhuma, um grande número de pessoas passou a acreditar em duas coisas: 1) a acupuntura funciona e 2) não dói.

Eu cheguei a essas duas conclusões quando fiz o que a maioria dos meus amigos e parentes considera uma escolha duvidosa e me inscrevi numa faculdade de acupuntura no início da década de 1980. Na época, o futuro da acupuntura nos Estados Unidos não era algo seguro; na verdade, a maioria dos americanos considerava a idéia um absurdo. "Como é possível que espetar agulhas numa pessoa possa ajudar de alguma maneira?", indagavam.

Mas aqueles de nós que tinham experimentado os efeitos da acupuntura em primeira mão sabiam que ela funcionava. Alguns de nós ficaram fascinados por ela e sentiram-se compelidos a divulgar a novidade. Em grupos pequenos, fomos nos espalhando em escolas de acupuntura, muitas com nomes esquisitos, e começamos a pagar para aprender a técnica que todos sabíamos ser um tipo de tratamento eficaz, mesmo que não tivéssemos certeza se conseguiríamos nos sustentar com a sua prática profissionalmente.

Por mais difícil que seja de acreditar para a maioria, a acupuntura tem o potencial de ser uma forma eficaz de terapia em praticamente todos os campos da medicina. Além de sanar a dor, a acupuntura é usada para disfunções internas tais como angina, asma, bronquite, constipação, diabetes e hipertensão, assim como no tratamento de distúrbios envolvendo todos os órgãos e glândulas. A acupuntura também trata doenças de pele; distúrbios reprodutivos, incluindo infertilidade, impotência e a maioria dos distúrbios da mulher; distúrbios neurológicos, incluindo esclerose múltipla, doença de Parkinson, complicações pós-traumáticas e neuropatias; distúrbios pediátricos, geriátricos e psiquiátricos; e até mesmo problemas modernos como dependência química e sensibilidade química, assim como AIDS e as complicações a ela associadas. Um acupunturista experiente tem a capacidade de tratar uma variedade mais ampla de pacientes do que particularmente qualquer outro tipo de profissional de saúde. Esse conhecimento deu a muitos dos acupunturistas americanos das primeiras turmas a confiança que precisávamos para entrar nesse campo ainda novo para o mundo ocidental. O problema com que nos deparamos foi que éramos os *únicos* que sabiam disso a respeito da acupuntura.

Antes de Você me Enfiar uma Agulha...

Os meus primeiros anos de atividade foram ao mesmo tempo uma aventura emocionante e uma batalha. Eu me estabeleci em uma pequena e conservadora comunidade no extremo leste do condado de Los Angeles, Califórnia, pendurei a minha placa e tentei fazer o que pude para atrair pacientes para o meu consultório. Os que me procuraram geralmente estavam em má forma. Além daqueles com enfermidades comuns, tais como problemas nas costas ou pescoço, dores de cabeça, artrite e assim por diante, atendi pessoas com problemas incomuns de pele, respiratórios, internos e neurológicos. Muitos sentiam muita dor e já haviam tentado todo tipo que se possa imaginar de médicos e sem nenhum sucesso. Alguns literalmente me disseram em prantos que eu era a sua "última esperança".

Felizmente, fui capaz de ajudar a maioria daquelas pessoas. Aos poucos, comecei a atender pacientes indicados por outros, muitos dos quais também tinham experimentado outros tipos de atendimento mais "convencionais" antes de me procurar, mas estavam relativamente menos desesperados do que as primeiras almas que tiveram a coragem de permitir que esse jovem acupunturista americano as tratasse. Antes de prosseguir com o tratamento, os menos desesperados geralmente queriam saber como funcionava a acupuntura — um pedido bem razoável, mas não tão fácil assim de atender.

A acupuntura baseia-se na teoria de que existe uma força ou energia invisível na natureza a que os chineses chamam *qi* (pronuncia-se "xi", que às vezes também é traduzida como "chi") e os japoneses chamam *ki* (pronuncia-se "qui"). De maneira semelhante à circulação sangüínea, o qi circula por todas as células através de uma complexa rede de caminhos normalmente chamados de "canais" ou "meridianos". Se o qi fica bloqueado, causa um desequilíbrio, uma vez que as células acima da corrente são inundadas pelo excesso de qi e as células abaixo da corrente recebem muito pouco. Os pontos de acupuntura são aqueles pontos onde o qi tem a maior tendência a se acumular; daí que estimulá-los com agulhas (acupuntura) ou pressão com os dedos (acupressura) ajuda a libertar o qi aprisionado e restaurar a circulação normal. Assim que é restaurada a circulação do qi, as células acabam retornando ao seu estado normal e saudável.

Embora a explicação precedente resuma muito bem a acupuntura e a teoria médica chinesa,* depressa eu aprendi que não era suficiente para muitos daqueles pacientes que queriam entender como a acupuntura funcionava antes de continuar com o tratamento. Alguns que apareceram para

---

* Optei por usar a expressão medicina "chinesa" em lugar de "oriental" porque este livro trata das origens ancestrais desses conceitos, que a maioria das autoridades concorda terem se originado na região conhecida atualmente como China. Também adoto esse procedimento porque alguns se opõem à palavra "oriental" como um termo cunhado pelo Ocidente. Reconheço e respeito inteiramente as contribuições de outras culturas do Extremo-Oriente a esse método terapêutico.

consulta traziam consigo o cônjuge desconfiado que tinha certeza de que, se é que a acupuntura funcionasse, era apenas pelo poder da sugestão. Eles queriam saber por que, se o qi é uma energia tão importante na natureza, a ciência moderna não tomava conhecimento dele. Se o nosso corpo tem uma rede complexa de circulação do qi, semelhante ao nosso sistema vascular, por que nunca ninguém descobriu os canais/meridianos de qi, a despeito de incontáveis cirurgias e milhões de autópsias? E, finalmente, eles exigiam uma explicação sobre como os antigos chineses foram capazes de descobrir algo tão sutil que escapa à ciência moderna.

Gastei centenas de horas explicando as respostas a essas perguntas, a um ponto que comecei a considerar a informação aos meus pacientes como uma espécie de desafio pessoal. No fundo, eu sabia que as teorias por trás da medicina chinesa eram em todos os sentidos tão válidas quanto as teorias por trás da moderna medicina ocidental. A dificuldade residia no fato de que a medicina chinesa baseava-se em conceitos derivados de uma época e de uma cultura diferentes, não facilmente traduzíveis em termos modernos. Considerei um desafio encontrar explicações sobre essas teorias que satisfizessem uma pessoa educada nos padrões ocidentais modernos e racionais.

Nasce a Idéia de um Livro

Ao longo do tempo, incentivado por diversos pacientes, fui ficando cada vez mais interessado na idéia de ampliar as minhas explicações de quinze a trinta minutos para convertê-las em um livro. Enquanto pensava sobre como organizaria uma explicação racional sobre a acupuntura na forma escrita, percebi que tinha um grande problema: como ninguém sabe como a acupuntura começou exatamente, não era de admirar que os americanos tendiam a se mostrar céticos em relação à sua prática. As origens da acupuntura remontam aos tempos pré-históricos, muito antes da época em que se começaram a produzir registros históricos. A exemplo de enigmas como de que maneira foram construídas as pirâmides ou por que Stonehenge foi erigido, a maioria dos historiadores considera a origem da acupuntura um mistério. Ainda assim, embora os egiptólogos tentem desvendar o mistério da importância das pirâmides e como elas podem ter sido construídas, ninguém até agora tentou seriamente resolver o mistério de como surgiu a acupuntura.

Quanto mais eu refletia sobre esse fato, mais ele me incomodava. A acupuntura é um produto da mesma época misteriosa que ocorreu imediatamente antes do advento da história escrita, quando um punhado de culturas antigas, conhecidas como as grandes civilizações da antiguidade, fizeram avanços notáveis que nos impressionam até mesmo hoje em dia. Sem perceber em que estava me metendo, decidi que tentaria descobrir isso por conta própria, e comecei o que se converteria em um trabalho envolvente de dez anos.

Achei que os meus estudos me ajudariam a pesquisar esse mistério. Vários anos antes do meu curso formal de acupuntura, eu tinha começado a estudar a antiga filosofia taoísta (pronuncia-se "daoísta"), com uma das maiores autoridades do mundo em taoísmo, o mais antigo sistema filosófico do povo chinês. Hua-Ching Ni, afetuosamente tratado pelos seus alunos como Mestre Ni, desde a infância recebia os antigos ensinamentos transmitidos pela sua tradição, e tinha se mudado para os Estados Unidos em 1976 para ensinar a ciência, a filosofia e a espiritualidade taoístas e para trabalhar como terapeuta profissional. Ao longo dos 25 anos seguintes, Mestre Ni publicou mais de quarenta livros sobre uma ampla gama de temas taoístas. Embora nenhum desses livros trate especificamente da questão das origens da acupuntura, ocorreu-me que alguns dos antigos ensinamentos contidos naquelas obras ofereceriam dicas que poderiam lançar alguma luz sobre esse mistério.

Fiquei fascinado pela antiga história popular taoísta, e cultivei um respeito pela lógica da ciência taoísta. Mais importante ainda, os aspectos espirituais do taoísmo tocaram um ponto dolorido dentro de mim e mudaram a minha vida para sempre. Eu simplesmente não aprendi sobre o taoísmo; eu me tornei um taoísta. A minha experiência no tratamento dos meus pacientes com acupressura e acupuntura, assim como a minha evolução como taoísta praticante, ajudaram-me na busca de respostas à indagação sobre como esse método de cura pode ter começado. Digo *pode* ter começado porque, assim como no caso das pirâmides, é improvável que esse mistério venha a ser resolvido algum dia de uma vez por todas. Ainda espero, contudo, que estudar as origens desse método de cura possa ajudar as pessoas que não o conhecem a entendê-lo melhor e que isso as estimule a experimentá-lo em seu benefício. Também espero encorajar mais especialistas orientais e ocidentais a estudar esse assunto. Espero isso porque estou convencido de que quanto mais aprendemos sobre as origens da acupuntura e da acupressura, melhor entendemos como ajudar a aliviar a dor e o sofrimento atuais e futuros.

Primeira Parte

EXPLICANDO O INEXPLICÁVEL

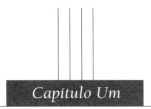

Capítulo Um

UMA CIÊNCIA VIGOROSA

Ah, Leste é Leste, e Oeste é Oeste, e nunca os dois vão se tocar,
Até que a Terra e o Céu se apresentem para o grande Tribunal de Deus.
— RUDYARD KIPLING, "A Balada do Leste e do Oeste"

Quando comecei os meus estudos de taoísmo, fiquei face a face com uma maneira de pensar em todos os aspectos semelhante ao pensamento moderno, ainda assim tão diferente que eu realmente entendi por que Kipling estava certo de que "os dois nunca vão se tocar". A exemplo de todo mundo que conhecia, passei a minha vida concordando com o conceito de que os médicos cuidavam do nosso corpo pedindo exames de raios X e de laboratório, receitando medicamentos e realizando cirurgias, enquanto as religiões tratavam das questões do espírito. Vidas sem conta eram salvas todos os dias graças aos grandes avanços que a ciência médica sofrera desde a sua evolução das bárbaras técnicas primitivas como aplicar sanguessugas ou promover sangrias em pacientes. A medicina estava sempre fazendo progressos, aumentando o seu conjunto de normas e procedimentos com fatos científicos concretos e repetidos. Quem saberia que milagres os pesquisadores médicos futuros poderiam descobrir nos seus laboratórios? Uma coisa era certa, no entanto: os rigores da ciência moderna não deixavam espaço para charlatanices não provadas como a acupuntura e a acupressura.

Depois de estudar o taoísmo, aprendi a admirar a medicina chinesa e a filosofia taoísta, mas me senti um tanto deslocado em relação à minha confiança na ciência ocidental. Atualmente, graças a pesquisadores como Zang-Hee Cho, professor de ciências radiológicas e psiquiatria na University of California, em Irvine (UCI), uma das maiores autoridades do mundo em tecnologias visuais médicas, nós finalmente temos uma prova científica objetiva de que, em vez de especulação ou fraude, a acupuntura é uma forma legitimada de terapia que causa mudanças no cérebro e, em última análise, na composição química do organismo humano.

Usando a visualização funcional por ressonância magnética (fMRI, *de functional Magnectic Ressonance Imagery*), uma tecnologia de visualização da qual foi um dos pioneiros empreendedores, o dr. Cho consegue medir o consumo de oxigênio das células cerebrais, indicando o grau de atividade dessas células. Como resultado, os pesquisadores podem realmente "ver" o cérebro em atividade. Quando uma luz é acesa diante dos olhos de um paciente, por exemplo, a fMRI registra o aumento repentino de atividade no córtex visual na região posterior do cérebro.

No seu primeiro estudo sobre a acupuntura realizado em 1997, a equipe do dr. Cho acendeu luzes diante dos olhos de doze pacientes e mediu a atividade previsível no córtex visual do cérebro de cada um. Então ele fez com que um acupunturista colocasse uma agulha neles no ponto sobre o seu dedo mínimo do pé (Bl-67), conhecido por cerca de 2.000 anos como eficaz no tratamento de diversos problemas de visão. O resultado o assombrou: quatro dos doze pacientes mostraram aumento de atividade no córtex cerebral semelhante a quando recebiam a luz acesa diante dos olhos, enquanto oito mostraram um acentuado decréscimo de atividade! Exatamente como acontece com muitas das descobertas científicas surpreendentes, o dr. Cho a princípio pensou que houvesse algum tipo de problema com a maneira como os dados computadorizados tinham sido processados, mas depois de tornar a verificar todos os dados, ele confirmou que os resultados eram exatos. Atordoado com os resultados, ele os discutiu com um dos acupunturistas da sua equipe de pesquisa, que disse ao dr. Cho que acreditava que sabia por que alguns pacientes mostravam um aumento de atividade enquanto outros revelavam um decréscimo de atividade: era o efeito yin/yang.

Conforme mostrarei nos próximos capítulos, o conceito de yin e yang é um dos mais importantes fundamentos da ciência chinesa em geral e da medicina chinesa em particular. A energia yin é considerada passiva ou inativa, ao passo que a energia yang é considerada ativa. Os acupunturistas há muito tempo afirmam que a acupuntura ajuda o corpo a se equilibrar, aumentando o que está com baixa atividade e diminuindo o que tem excesso de atividade. O pesquisador do dr. Cho chegou mesmo a afirmar que podia predizer quais dos córtices visuais dos doze pacientes mostravam atividade aumentada e quais mostravam um decréscimo de atividade, bastando para isso executar um diagnóstico da medicina chinesa que classifica uma pessoa como yin ou yang. A pessoa yin, ou menos ativa, deve mostrar um aumento de atividade depois de receber a acupuntura, ao passo que a pessoa yang, ou o paciente com maior atividade, deve mostrar um decréscimo. Depois de realizar esse tipo de diagnóstico (explicado no capítulo 2), e sem o conhecimento de qual paciente apresentou qual resultado de fMRI, ele previu corretamente onze dos doze resultados! Finalmente, os mesmos doze pacientes receberam acupuntura em outro dedo do pé, conhecido por não provocar nenhum efeito sobre os problemas de visão. Assim, não se constatou nenhuma mudança nos córtices visuais.

O professor Cho fez vários outros estudos — alguns dos quais foram repetidos por outros pesquisadores — demonstrando a correlação entre os pontos de acupuntura tradicionalmente conhecidos como eficientes no tratamento de problemas específicos e as regiões do cérebro que controlam essas partes do corpo. Os estudos dele oferecem uma prova convincente até mesmo aos mais céticos pensadores científicos ocidentais sobre a capacidade da acupuntura de causar mudanças fisiológicas reais — algo que a ciência chinesa compreendeu desde os tempos remotos. Na verdade, num contraste marcante em relação à evolução da medicina ocidental ao longo de centenas de anos, a base da medicina chinesa é praticamente a mesma atualmente como foi há milhares de anos — enraizada em uma profunda ciência holística desenvolvida pelos antigos taoístas e baseada nos conceitos misteriosos e metafísicos de qi e ying/yang. Esses conceitos, que acabaram por se disseminar por todo o Extremo-Oriente, constituíram os próprios fundamentos da cultura chinesa e ajudaram a tornar a China uma das mais avançadas civilizações do mundo por mais de 3.000 anos, até que as revoluções científica e industrial do século XIX provocassem os grandes avanços no Ocidente.

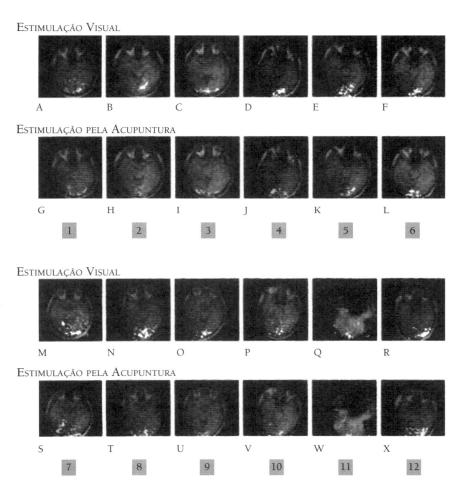

Esses doze pacientes receberam uma luz acesa diante dos olhos (estimulação visual), causando um aumento na atividade dos seus córtices visuais (fotos A-F e M-R).

Quando os mesmos doze pacientes tiveram um ponto de acupuntura do seu dedo mínimo do pé estimulado (estimulação pela acupuntura) os primeiros quatro mostraram uma diminuição da sua atividade no córtex visual (fotos G-J), ao passo que os oito seguintes mostraram um aumento (fotos K-L e S-X).

Grande parte do que hoje compreendemos sobre as conquistas tecnológicas da avançada civilização da China — as grandes cidades, com prédios, pontes e canais navegáveis que ultrapassam em grandiosidade o que quer que Marco Polo tenha testemunhado na Europa do século XIII; os conceitos de queimar rochas (carvão) e plantar culturas vegetais em fileiras; a bússola, o sistema decimal, mastros e lemes em embarcações a vela, a pólvora, o papel, a imprensa — podem ser creditados a Joseph Needham e à sua equipe de pesquisadores da Cambridge University. Na sua extensa série de textos sobre a história da ciência chinesa, *Science and Civilization in China*, o dr. Needham detalha muitos avanços fundamentais creditados a origens ocidentais que na verdade se originaram da China centenas ou até mesmo milhares de anos antes de aparecerem no Ocidente. Ao relatar todas essas maravilhas, no entanto, nem ele nem Marco Polo antes dele tocaram no motivo pelo qual os antigos chineses foram capazes de realizar esses grandes avanços: as suas leis científicas essenciais, fundadas na observação da natureza e descobertas na época pré-histórica. Foram esses princípios que também levaram os seus médicos a tratarem as doenças do corpo, da mente e do espírito com a acupuntura, a acupressura e as ervas chinesas.

Precisei de vários anos para compreender a diferença fundamental entre a ciência moderna ocidental e a chinesa. Finalmente concluí que a diferença mais importante entre as ciências chinesa e a ocidental é o ponto de vista de cada uma em relação à espiritualidade.

Um Caso de Duas Ciências

Galileu, o grande cientista do século XVII, é geralmente mencionado como o "pai" da ciência ocidental, em parte porque difundiu a idéia de usar experimentos para provar a validade de teorias científicas em vez de confiar apenas na lógica, como era feito desde os tempos de Aristóteles. Galileu também desempenhou um papel central num momento decisivo da história da ciência ocidental depois que publicou um livro corroborando a teoria de Copérnico de que o Sol, não a Terra, era o centro do nosso sistema de planetas, ou sistema solar. A Igreja Católica acreditava que essas teorias contrariavam as sagradas escrituras e ameaçaram excomungar o idoso Galileu, um católico fervoroso, a menos que repudiasse o seu aval à teoria de

Copérnico. Mesmo depois de Galileu se retratar, renegando a sua posição, ele foi forçado a passar os seus últimos dias sob virtual prisão domiciliar.

Não obstante a Igreja Católica esperasse ter feito de Galileu um exemplo, ter feito isso não resolveu o seu problema. Novas invenções, tais como o telescópio, juntamente com o método científico da experimentação, estavam começando a descobrir fatos tanto impossíveis de contestar quanto em discordância com as idéias da Igreja. Acabou se tornando improvável que fossem capazes de ir contra a maré de novas descobertas como haviam feito com Galileu. Com o tempo, os cientistas e a Igreja desenvolveram uma solução conciliatória suportável. A ciência estaria livre para investigar o âmbito do universo material sem interferência da Igreja, desde que o âmbito da espiritualidade permanecesse exclusivamente sob a autoridade da Igreja. A ciência ocidental acabou por se tornar a autoridade dominante em assuntos relativos ao universo material, mas, mantendo-se fiel ao compromisso assumido entre a teologia contra a ciência, nunca voltou seriamente a sua atenção para investigar questões relativas à espiritualidade. Sempre que são propostas aos cientistas questões relativas à espiritualidade, eles comumente respondem que tais questões não se enquadram no "âmbito" da ciência, uma vez que são questões de "fé".

A Ciência Chinesa

A ciência chinesa, ao contrário, não evoluiu a partir de nenhum compromisso dessa natureza. Os antigos chineses, como as pessoas do mundo inteiro, se remontarmos a dezenas de milhares de anos, estavam muito interessados em questões relativas à espiritualidade assim como em questões do universo material. Daí que a busca dos antigos taoístas pela verdade incluía tanto os âmbitos material e espiritual, com o resultado de que a ciência chinesa desenvolveu leis diferentes daquelas do Ocidente. Eles até mesmo criaram um símbolo para o seu método científico sem precedentes para demonstrar a inclusão de ambas as naturezas, a material e a espiritual, do mundo (veja a ilustração da página seguinte).

O que é conhecido por muitos como o símbolo de "yin/yang" é, na realidade, uma espécie de fórmula ou equação simbólica que representa as leis mais importantes da ciência chinesa. Uma dessas leis, exclusiva da ciência chinesa, é a *lei dos opostos,* segundo a qual todas as coisas, em toda a criação, deve ter um oposto. Nada pode existir sozinho; todos os fenômenos ocorrem em pares de opostos. Daí que metade do símbolo yin/yang é branca e metade é preta. Outra lei: não só todas as coisas existem emparelhadas com um oposto, mas também tudo contém pelo menos uma parte do seu par oposto dentro de si mesmo, representado pelo pequeno círculo branco dentro da metade preta e do pequeno círculo preto dentro da metade branca.

De acordo com a tradição popular, a lei dos opostos foi inspirada pelas observações dos antigos chineses de que toda a natureza parece manifestar-se em pares. Por exemplo, existem dois gêneros: masculino e feminino. As pessoas usam duas pernas para caminhar, e os pássaros usam duas asas para voar. Cada dia é dividido em dia e noite, em que prevalecem o Sol e a Lua, respectivamente. Esquerda e direita, quente e frio, criação e destruição, inspiração e expiração, e assim por diante: os antigos chineses observaram incontáveis exemplos de pares de opostos yin/yang.

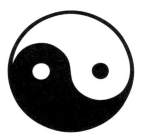

Embora alguns possam escarnecer da idéia de que esses exemplos possam constituir prova de uma lei científica, a própria ciência ocidental tem provado que essa lei é correta com as suas recentes descobertas. De acordo com a ciência ocidental, todos os objetos materiais são compostos de diferentes arranjos das menores unidades possíveis, átomos, que foram detectados pela primeira vez no início do século XX. Descobriu-se recentemente, porém, que os átomos não eram as menores partículas possíveis, mas que eles próprios eram constituídos de componentes menores — as três partículas subatômicas, consistindo do próton, carregado positivamente, e do nêutron, neutro, que formam o núcleo, e do elétron, carregado negativamente, que orbita o núcleo. Mais tarde foi descoberto que até mesmo essas partículas subatômicas eram feitas de componentes menores, chamados *quarks*. A ciência chinesa, contudo, não permite um objeto "menor possível" porque as divisões de yin/yang levam ao infinito.

Decompondo em Espírito

O âmbito da espiritualidade também é representado no símbolo yin/yang, devido ao fato de que a lei dos opostos foi considerada como verdadeira também em todas as escalas ou níveis da realidade. Em uma escala menor, o símbolo yin/yang representa a relação entre coisas minúsculas, como as partículas subatômicas positivas e negativas. Em uma escala maior, denota a relação entre fenômenos emparelhados como os sexos masculino e feminino, ou o Sol e a Lua. Em uma escala ainda maior, expressa a relação entre todo o universo material e o seu oposto lógico, o universo espiritual. Assim, uma única lei que prediz todos os fatos conhecidos do nosso universo material também prediz que uma realidade oposta — a da espiritualidade — deve coexistir com o universo material. Assim como as metades branca e preta do símbolo yin/yang, os dois universos opostos de espírito e matéria *juntos* constituem o todo da realidade. A idéia de separar esses dois como fizemos no Ocidente provavelmente nunca sequer ocorreu aos antigos chineses.

Quando eu ia explicar tudo isso aos meus pacientes ou em palestras em grupo, eu encontrava duas reações distintas: algumas pessoas concordavam e ficavam impressionadas com o fato de os antigos chineses terem chegado a uma teoria tão simples que explica tanta coisa, ao passo que os céticos observavam que eu estava falando de filosofia, não de ciência. A conclusão lógica que eu estava apresentando — que a validade da lei dos opostos para coisas no universo material prova a coexistência de um universo espiritual — era simplesmente uma teoria sem nenhuma comprovação, diriam eles. E eles estavam certos, na medida em que o que eu expliquei até aqui sobre a relação entre os universos material e espiritual é mais filosofia do que ciência. Mas a falha não está na lei, mas na minha explanação simplificada em benefício da brevidade. Veja, muito antes de Galileu, os antigos taoístas já haviam criado originalmente o conceito de fazer experimentos para validar as suas teorias, incluindo a lei dos opostos.

Os tipos de experimentos que os antigos taoístas realizaram e repetiram ao longo de muitas gerações sucessivas diferem necessariamente dos conduzidos na ciência ocidental, porque os experimentos utilizados na ciência ocidental foram criados apenas para testar as teorias voltadas ao universo material. Testar o universo espiritual requer experimentação com uma versão diferente do método científico. Entender o método científico taoísta, porém, requer uma introdução a um conceito absolutamente essencial da ciência chinesa, também representado no símbolo yin/yang: o conceito de qi.

Entre os Dois

Além de simbolizar a lei dos opostos por meio das metades preta e branca, o símbolo yin/yang mostra as duas metades integradas em uma só, indicando assim não só a dualidade de yin e yang mas também a trindade de yin e yang *mais* a sua integração em um todo. Na numerologia taoísta, o símbolo yin/yang é representado pelo número 3 e é algumas vezes chamado de *três-em-um*. O terceiro fator, o integrador, que harmoniza yin e yang e serve como ponte entre os dois, é considerado neutro; quer dizer, nem yin nem yang. O conceito de um misterioso terreno comum, um ponto médio entre os dois opostos é muito comum na cultura tradicional chinesa. O nome original da própria China era o "Reino do Meio" ou "Território Central", referindo-se ao terreno místico "Entre o Céu e a Terra". Daí que o terceiro fator, o integrador, que faz a conexão entre os universos material e espiritual é o qi, a força misteriosa da natureza que é a pedra angular exclusiva da ciência chinesa.

O conceito de qi não tem equivalente na ciência ocidental porque a ciência ocidental, evoluindo como o fez sob uma política de não-envolvimento com as questões da espiritualidade, não está equipada para tratar do assunto, muito menos detectar a realidade de uma força que integra os universos material e espiritual.* Os experimentos realizados pelos antigos taoístas

---

* Porque a cultura ocidental sempre separou completamente as questões materiais e espirituais, nunca foi cunhado nenhum termo para explicar uma força que serve de conexão para os dois; *energia,* ou *energia sutil* ou *vital,* é o mais próximo que já se chegou. No entanto, essas palavras só confundem as pessoas, porque fazem pensar que o qi seja alguma espécie de energia como se compreende nos termos da ciência ocidental, o que não é certo. Até mesmo o conceito ocidental de "vitalismo", que remonta ao pensamento grego inicial, não capta a essência do termo *qi*.

para estudar e confirmar o universo espiritual baseavam-se no qi, especialmente o qi da pessoa que fazia o experimento. Isso, novamente, contrasta com o método científico ocidental, que determina que a pessoa que realiza o experimento deve permanecer como um observador não participante. No método científico taoísta, a pessoa que realiza o experimento está longe de não se envolver, uma vez que se torna, em essência, o laboratório no qual é realizado o experimento.

Assim como tudo na criação, os seres humanos são um três-em-um de matéria concreta, espírito e qi. O qi é o elo de ligação entre os elementos material e espiritual da pessoa, assim como acontece nos âmbitos materiais e espirituais como um todo.

Ao se preocupar em equilibrar o próprio qi, pode-se desenvolver a capacidade de se sincronizar com o qi equilibrado da natureza. Uma vez que o qi da natureza faz a ponte entre os reinos material e espiritual, quanto mais o qi individual se torna sincronizado com o qi da natureza, mais se pode transpor esses dois reinos e experimentar o reino do espírito diretamente.

Pense da seguinte maneira: a relação entre yin e yang é como os dois lados de uma gangorra. Quando um lado sobe, o outro desce, e vice-versa. Entre os dois lados fica um ponto de equilíbrio, ou fulcro. Se o ponto de equilíbrio está mais próximo de um lado, a gangorra será inclinada para pender para aquele lado. Se o ponto de equilíbrio está perfeitamente equilibrado entre os dois, ele encoraja os dois lados a encontrar o seu equilíbrio verdadeiro.

Os antigos taoístas acreditavam que nós, seres humanos, uma vez tivemos um bom equilíbrio entre os nossos lados espiritual e material, mas depois de milhares de anos de evolução, valorizamos em excesso o material. À medida que a preocupação com o lado material aumentou, o interesse pelo espiritual diminuiu, e o ponto de equilíbrio, ou qi, entre yin (material) e yang (espiritual) acabou pendendo para o lado material. Daí que as pessoas voltaram-se para o material e perderam muito contato com a sua natureza espiritual. Os primeiros taoístas desenvolveram métodos para contrariar essa tendência, equilibrando o qi de cada pessoa. Eles encorajaram estudantes a praticar esses métodos de modo que pudessem confirmar a existência da sua natureza espiritual por si mesmos em vez de depender da fé religiosa ou mesmo da lógica filosófica. Alimentando-se de modo cuidadosamente equilibrado, ingerindo determinadas ervas, executando exercícios físicos especiais como o *tai chi chuan* ou o *qi-gong*, evitando os excessos na atividade sexual e realizando técnicas orientadas de meditação, uma pessoa pode restaurar o equilíbrio entre as suas naturezas material e espiritual. Essas técnicas também oferecem o benefício adicional de ajudar a restaurar e preservar a saúde.

As pessoas que praticam esses métodos de maneira satisfatória geralmente passam por uma profunda mudança na sua percepção da realidade. Algumas não somente terão a saúde melhorada, mas também passarão por experiências místicas, especialmente durante as meditações, nas quais elas literalmente encontram o reino espiritual. Digo isso porque pratiquei alguns desses métodos e passei por essas experiências pessoalmente. Foi tendo esse tipo de experiência direta, em vez de fé em um poder supremo ou confiança na filosofia que estudava, que me convenci de que os antigos taoístas estavam certos em afirmar que não existe outra camada de realidade disponível para estudarmos (e desfrutarmos).

Os céticos dirão que nada do que expus sobre a conexão com o reino espiritual se define como ciência porque esses exemplos são meramente experiências individuais, possivelmente até mesmo ilusões. É muito difícil para a mente ocidental, instruída a confiar apenas em determinados tipos de "provas", aceitar a validade dos experimentos realizados em si mesmo. Mas e se os antigos taoístas estivessem certos? E se o método científico da experimentação pudesse ser aplicado à espiritualidade, mas apenas por intermédio do estudo pessoal "interior"? E se o método científico ocidental, reconhecidamente impotente em questões de espiritualidade, precisa passar por mudanças no sentido de que possamos finalmente levar a perspectiva racional da ciência ao estudo das questões do espírito?

Capítulo Dois

CIÊNCIA MÉDICA CHINESA

O mais antigo livro conhecido que explica a ciência chinesa em detalhes, o *Clássico de Medicina do Imperador Amarelo,* é organizado na forma de uma série de discussões entre um dos mais importantes protagonistas da cultura chinesa, o Imperador Amarelo, e os seus mais graduados médicos da corte. Conhecido como o "pai" do povo chinês, o Imperador Amarelo reinou de 2696 a 2597 a.C. e, além das contribuições para a medicina chinesa, é lembrado por desenvolver ou ajudar a desenvolver o calendário, a bússola, a seda e métodos de astronomia, além da numerologia. Os pesquisadores mostram-se céticos sobre as lendas atribuídas a esse grande personagem; não obstante, a maioria deles concorda em que o *Clássico do Imperador Amarelo* remonta, no mínimo, a duzentos anos a.C., sendo o mais antigo livro conhecido que discute os fundamentos básicos da ciência médica chinesa, a acupuntura.

O *Clássico do Imperador Amarelo* divide-se em duas partes. A primeira, o *Suwen,* ou as "Perguntas Básicas", explica em detalhes os fundamentos holísticos da ciência chinesa, enquanto a segunda, o *Lingshu,* ou "Pivô Místico", entra em maiores detalhes sobre determinadas técnicas de acupuntura.

O *Suwen* explica a essência da ciência chinesa no que diz respeito a saúde e doença, retratando o ser humano como um "três-em-um" de matéria, espírito e qi, cujas diversas partes (órgãos, glândulas, sentidos e assim por diante) são eles próprios compostos de unidades menores de matéria, espírito e qi. Assim como cada pessoa é constituída de muitas partes, também faz parte do ambiente ao redor, o qual é dessa mesma maneira composto de matéria, espírito e qi. Tanto o nosso ambiente externo quanto o interno estão em um estado de contínua mudança, a qual, por sua vez, cria uma constante necessidade de equilibrar ou harmonizar o nosso ambiente interno com o ambiente externo. Desequilíbrios no ambiente interno criam distúrbios ou doenças; a restauração do equilíbrio com a acupuntura ou outras técnicas restabelece a saúde.

Quando o *Clássico do Imperador Amarelo* discute essa necessidade de restaurar o equilíbrio entre o ambiente pessoal interno em constante mudança e o ambiente externo em constante mudança, também sublinha outra lei fundamental da ciência chinesa: tudo na natureza encontra-se em um estado de mudança contínua. A exemplo da lei dos opostos, a "lei da mudança contínua" também é representada no símbolo yin/yang, que foi criado para ilustrar o movimento cíclico constante. A "cabeça" da metade branca impulsiona-se para a frente, atraída para a "cauda" da metade preta enquanto é repelida pela sua própria "cauda". O mesmo se aplica à metade preta. De acordo com a ciência chinesa, a atração das forças de polaridades opostas (yin/yang) e a repulsão das forças de mesma polaridade (yin/yin ou yang/yang) alimentam a evolução constante de toda a criação. (No apêndice A, encontra-se uma lista das leis tradicionais mais importantes relativas a yin/yang.) Os antigos estudaram a lei da mudança contínua no mais antigo livro conhecido da cultura chinesa, o *I-Ching*, ou *Livro das Mutações*, uma coleção de oito símbolos considerados como talvez de 6.000 a 10.000 anos de idade.

Uma Evolução Diferente

O ponto de vista da ciência chinesa de que tudo na Criação encontra-se em um estado de evolução constante é algo bem diferente daquilo em que a ciência ocidental tem acreditado em toda a sua história, explicando uma vez mais por que as ciências chinesa e ocidental tomaram caminhos diferentes, especialmente nos seus métodos de medida da natureza. Uma meta comum compartilhada pela ciência moderna ocidental e a ciência chinesa é a tentativa de ambas de situar o vasto e complexo mundo natural em uma perspectiva que a mente humana possa ao mesmo tempo entender e comunicar aos outros. Essa perspectiva requer métodos padronizados para medir o que está sendo observado. Simplificando, medir é decisivo para todas as ciências, e ter um "padrão", por assim dizer, é decisivo para o ato de medir. Isso se aplica tanto para medir a massa com o padrão de toneladas e gramas, quanto tempo com o padrão de séculos ou segundos, como o espaço com o padrão de quilômetros ou jardas, e assim por diante.

A ciência ocidental estabeleceu sistemas de medida com a crença de que os padrões que empregava eram estáveis, ou imutáveis. Uma vez mais, contudo, a ciência ocidental tem descoberto novos padrões ao mesmo tempo que os antigos são considerados variáveis. O movimento do Sol, da Lua e dos planetas era medido da Terra, que até então era considerada estável. A idéia da Terra em movimento foi revolucionária porque complicou grandemente o processo de medir tudo o que se move ao redor dela. Albert Einstein é considerado um grande gênio porque, isoladamente, descobriu que o padrão de tempo era instável, ou "relativo". De acordo com Einstein, a única constante na natureza em que podemos confiar como sendo um padrão estável é a velocidade da luz, embora mesmo essa tenha sido questionada recentemente.

A ciência chinesa, por outro lado, se desenvolveu com o conceito de que tudo muda; portanto, as fórmulas matemáticas fixas tão prezadas na ciência ocidental não eram usadas para tentar entender a natureza. Os chineses usavam números, sim — o *Clássico do Imperador Amarelo* é cheio de referências numerológicas — mas eles não consideravam aqueles números como algo absolutamente fixo.

Enquanto a ciência ocidental tem continuamente repensado os seus sistemas de medida, começou a despontar uma versão mais nova da ciência ocidental que utiliza princípios muito semelhantes aos da ciência chinesa. As teorias modernas de ponta como a teoria das cordas, a teoria do caos, o raciocínio sistêmico e a cibernética; modelos como o de "auto-organização"; e princípios como os do princípio da incerteza aproximam-se mais do que tudo no passado ocidental das leis da ciência chinesa de um universo interconectado holisticamente, em constante evolução.

Lidando com a Mudança

Como a ciência chinesa lida com a idéia de que nada é estático, que tudo se encontra em um estado de mudança? Como eles puderam medir qualquer coisa se acreditavam que todos os padrões devem flutuar? Por trás da mudança contínua de toda a criação, os antigos chineses viam algo que não mudava — um modelo. Enquanto evoluem, algumas coisas crescem, chegam ao limite máximo e declinam rapidamente, como um cogumelo ou uma mosca, cuja vida dura apenas alguns dias. Outras coisas crescem, chegam ao seu limite máximo e declinam mais lentamente, como uma montanha que demora milhões de anos para brotar das entranhas da terra e então termina pela erosão ou um pinheiro que demora milhares de anos entre surgir como um minúsculo broto e retornar ao solo. Não importa quão relativamente longo ou curto seja o período de tempo, todas as coisas continuamente crescem, chegam ao ponto máximo e declinam. O crescimento é yang, o declínio é yin, e o ponto máximo é o ponto médio/de transição entre os dois.

E esse é o "padrão" que a ciência chinesa usa: o três-em-um de ascensão, ponto máximo e declínio. A certa altura, os antigos chineses ampliaram esse conceito e dividiram as fases de surgimento e declínio em duas fases. Nessa versão mais detalhada, a evolução de todas as coisas foi dividida em cinco fases: 1) o nascimento do surgimento, ou "yang jovem"; 2) a maturidade do surgimento, ou "yang maduro"; 3) a transição de surgimento a declínio (nem yin nem yang); 4) o nascimento do declínio, ou "yin jovem"; e 5) a maturidade do declínio, ou "yin maduro". Esse sistema das "cinco fases da evolução" tornou-se o mais popular sistema de medida na ciência chinesa.

Uma boa maneira de entender as cinco fases da evolução é relacioná-las com as quatro estações. Uma rotação completa pelas cinco fases é como uma rotação completa da Terra ao redor do Sol; à medida que a Terra avança, o clima muda. O conceito de dividir um ano em quatro estações, como cortar uma tora em quatro fatias iguais, foi inventado durante a época das grandes civilizações da antiguidade para ajudar as pessoas daquela época a entender melhor a complexidade das variações climáticas de modo que pudessem se beneficiar desse conhecimento, especialmente na agricultura. Os antigos chineses usaram o mesmo sistema de dividir a evolução cíclica de tudo na natureza, com a fase do meio, a de transição — às vezes conhecida entre nós como "veranico" — considerada como a quinta fatia por alguns, representando o ponto em que o surgimento (yang) muda para declínio (yin).

Ao dividir a rotação da evolução da mesma maneira, os antigos chineses puderam estudar uma única fatia ou fase de cada vez, embora também ponderando como cada fatia afeta e é afetada pelas outras fatias, de uma maneira verdadeiramente "holística". Assim como nós chegamos a perceber que cada estação tem as suas características essenciais próprias, os chineses anotaram características especiais de cada uma das cinco fases, e concentraram o seu estudo em compreender como as características inerentes dentro de cada fase interagem dinamicamente dentro do todo.

As Cinco Fases na Medicina

O *Clássico do Imperador Amarelo* detalha como o conceito das cinco fases da evolução se aplica a questões de saúde e doença e revela que esse sistema foi usado para medir ou classificar as coisas no campo da medicina. Cada estação, por exemplo, era classificada como relacionada a uma das cinco fases com relação aos efeitos do ambiente externo em constante mudança sobre a saúde.

Assim, por exemplo, se uma pessoa tende a manifestar em excesso a fase do qi "yang maduro" (o segundo) no seu ambiente interno, os sintomas desse "desequilíbrio" irão piorar durante o verão, em razão de uma preponderância do mesmo qi no ambiente externo nessa estação. Inversamente, os seus sintomas serão melhores durante o inverno, a fase do "yin maduro" (a quinta), uma vez que o qi prevalecente no ambiente externo será o oposto exato e assim tenderá a equilibrar o desequilíbrio pessoal interno.

O *Clássico do Imperador Amarelo* também dividiu o ambiente interno em cinco categorias. Cada um dos cinco sentidos está relacionado a uma das cinco fases, assim com os cinco órgãos "principais". Os diversos tecidos corporais, secreções e emoções foram do mesmo modo classificados em relação a cada uma das cinco fases. Observe na tabela das páginas 38 e 39 que cada fase está associada a um determinado "elemento", ilustrando as suas características e qualidades essenciais. Em conseqüência dessa associação popular, as "cinco fases da evolução" ficaram conhecidas em grande parte como os "cinco elementos".

O Qi é a Chave

Talvez o aspecto que mais cause confusão na medicina chinesa seja como os antigos chineses consideravam as relações entre os componentes físicos do corpo, especialmente os órgãos, e o qi. A melhor analogia que encontrei ao longo dos anos para ajudar a explicar isso é considerar a relação entre um objeto e a sua sombra.

Na presença da luz e um fundo adequado, um objeto tridimensional produz uma sombra bidimensional. Embora o objeto e a sua sombra não sejam iguais nem a mesma coisa, existe uma relação de dependência entre ambos. A forma da sombra infradimensional é determinada pela forma do objeto supradimensional. Os antigos chineses acreditavam que o reino do espírito eterno fosse mais fundamental que o reino material, tridimensional, temporal. Como o qi é a ponte entre o material e o espiritual, a relação entre o qi e o reino material é semelhante à que existe entre um objeto e a sua sombra, com o qi sendo próximo do objeto supradimensional e todas as coisas materiais (aqueles órgãos) sendo próximas à sombra infradimensional. Em outras palavras, tudo no reino material é determinado pelo estado do qi, porque o estado do qi é determinado pelo estado do espírito, que é mais essencial. O qi é impalpável mas menos do que o espírito, que é mais impalpável ainda.

Diagnóstico

Embora reconhecendo que os órgãos internos e as glândulas são decisivos para a saúde do corpo físico, os antigos chineses consideravam os órgãos como as manifestações físicas do qi essencial do corpo. Portanto, a prática

| Tabela das Cinco Fases da Evolução ||
1. Yang Jovem	2. Yang Maduro
Estação do ano	Primavera	Verão
Órgãos	Fígado, vesícula biliar	Coração, intestino delgado
Sentido	Visão	Paladar
Gosto	Azedo	Amargo
Cor	Verde	Vermelho
Emoção	Raiva	Alegria
Manifestação vocal	Grito	Risada
Manifestação física	Músculos/tendões	Vasos
Essência física	Saliva	Medula
Ação física	Contração	Comichão
Clima	Vento	Calor
Elemento	Madeira	Fogo
Planeta	Júpiter	Marte

da medicina chinesa envolve duas tarefas básicas: avaliar o qi essencial do paciente, medido de acordo com o padrão das cinco fases da evolução, e depois restaurar o equilíbrio do qi com a acupuntura ou outros métodos. O qi não pode ser visto, sentido, provado, ouvido ou cheirado assim como a sombra é incapaz de avaliar a terceira dimensão da profundidade, portanto avaliar os desequilíbrios do qi não é fácil para os seres humanos que perderam contato com a sua natureza espiritual e cuja percepção é conseqüentemente limitada ao reino material infradimensional. Não obstante, usando os cinco sentidos, um profissional pode ter uma noção aproximada das características do qi, assim como se pode presumir alguns traços de um objeto pela análise da sua sombra. Os antigos chineses desenvolveram muitos métodos para determinar o estado do qi de uma pessoa, utilizando os cinco sentidos para estudar os diferentes aspectos dessa pessoa. Dentre esses diversos métodos de diagnóstico, os dois que se tornaram mais populares entre os médicos da medicina chinesa são o diagnóstico pela pulsação e pela língua.

O diagnóstico chinês pela língua compreende fazer diversas observações sobre a forma, a cor e a textura da língua, incluindo detalhes de qualquer tipo de camada ou revestimento. O diagnóstico chinês pela pulsação compreende sentir as muito intrincadas características da pulsação pela sua amplitude, forma e intensidade, assim como a sua freqüência. Por exemplo, uma língua de um vermelho vivo com um revestimento amarelo e uma

CIÊNCIA MÉDICA CHINESA

3. Transição: Nem Yin nem Yang	4. Yin Jovem	5. Yin Maduro
Entre verão e outono	Outono	Inverno
Baço/pâncreas, estômago	Pulmões, intestino grosso	Rins, bexiga
Tato	Olfato	Audição
Doce	Picante	Salgado
Amarelo	Branco	Preto
Melancolia	Tristeza	Medo
Canto	Choro	Gemido
Carne	Pele	Osso
Essência vital	Sangue	Essência sexual
Soluço	Pranto	Arrepio
Umidade	Seca	Frio
Terra	Metal	Água
Saturno	Vênus	Mercúrio

pulsação fraca e rápida indica um excesso de calor dentro do corpo, ao passo que uma língua pálida, com uma cobertura branca e uma pulsação lenta indica um excesso de frio interior. De acordo com a teoria "holística" chinesa, cada parte do corpo está vinculada ao corpo como um todo, assim como cada parte do universo está vinculada ao universo como um todo. Cada parte tanto afeta como é afetada por todas as outras partes do corpo. Conseqüentemente, o estado do todo se reflete nas suas partes, assim como cada pedaço de um holograma pode exibir a imagem do holograma inteiro. A capacidade de entender o estado do todo a partir do exame de cada uma das suas partes é limitada apenas pela habilidade individual de decifrar as impressões que o todo manifesta nas partes.

Os antigos chineses queriam entender o que acontecia no interior do corpo, especialmente o qi relacionado com as glândulas e os órgãos internos. Essas "partes" não podiam ser observadas diretamente sem causar um dano inconveniente: não se pode abrir o abdome do paciente para ver como está o seu estômago sem causar mais dano do que benefício. Em tese, pode-se obter informações sobre o qi relacionado ao estômago ou outros órgãos internos pela observação de qualquer parte do corpo — os olhos, cabelos, unhas e assim por diante — então os chineses desenvolveram os métodos de diagnóstico com base nessas e em outras partes do corpo. O diagnóstico pela língua e a pulsação muito provavelmente tornaram-se os preferidos por ser uma parte "de dentro" que *pode* ser observada de fora sem causar dano. Em outras palavras, a língua e a pulsação representam o terreno comum (ponte) entre o interior e o exterior do corpo — ainda outro exemplo da tendência da ciência chinesa de se preocupar com o ponto de equilíbrio entre yin (interior) e yang (exterior).

A interpretação chinesa das impressões deixadas pelo corpo como um todo na língua e nas pulsações seguia os conceitos do três-em-um e as suas cinco fases da evolução intimamente relacionadas. Os órgãos internos do corpo foram agrupados em três regiões. A região superior, da base da garganta ao diafragma, abriga o coração e os pulmões. O ponto médio, do diafragma ao umbigo, abriga os órgãos do sistema digestório, incluindo o estômago, o fígado, a vesícula biliar e o que é traduzido como o baço, embora muitas autoridades pensem que os chineses estivessem se referindo ao pâncreas. A região inferior, do umbigo à região púbica, representa os órgãos do sistema reprodutor e excretor, incluindo rins, bexiga e intestinos. O diagnóstico tanto pela língua quanto pelas pulsações segue esse modelo também. A base da língua se relaciona à região inferior (qi reprodutor e excretor), o meio da língua ao ponto médio (qi digestivo) e a extremidade da língua à região superior (qi circulatório/respiratório).

Pela observação da língua, podem ser reunidas informações sobre as condições internas do corpo. Uma extremidade vermelha viva, por exemplo, indica um calor excessivo na região superior do coração e/ou pulmões. Uma cobertura grossa e viscosa no meio da língua indica um acúmulo de mistura espessa na região média, digestiva.

Embora às vezes possam sentir-se variações das pulsações em diferentes regiões do corpo, a pulsação mais comum usada no diagnóstico chinês é a radial encontrada em ambos os pulsos próximo à base do polegar. Essa pulsação é sentida com três dedos — indicador, médio e anular — com o dedo indicador colocado na junção do pulso, o dedo médio logo acima do indicador (elevando-se do pulso para o cotovelo) e o dedo anular colocado logo acima do dedo médio. O dedo indicador sente a região superior do corpo, o dedo médio o ponto médio e o dedo anular a região inferior. Uma pulsação fraca sentida com o dedo médio indica uma insuficiência do sistema digestório. Uma pulsação rápida e fraca sob o dedo anular indica que o calor consumiu o qi yin do sistema reprodutor.

Os diagnósticos tanto pela língua quanto pela pulsação envolvem uma infinidade de detalhes complexos, intricados demais para serem explicados aqui. O diagnóstico pela pulsação é especialmente complexo, uma vez que existem no mínimo 28 pulsações diferentes que podem ser sentidas, e a habilidade necessária para distinguir cada uma delas é igual à habilidade necessária para dominar um delicado instrumento musical de cordas. É preciso treinamento e experiência para compreender os sinais sutis ou dicas que esses métodos de diagnóstico podem revelar sobre o estado do qi do corpo. Assim como um conhecedor de vinhos pode comentar sobre o ano da colheita de um vinho, a sua uva e a maneira como foi fermentada apenas por experimentar o seu gosto, um praticante da medicina chinesa experiente pode informar muitas coisas sobre o qi de uma pessoa por intermédio dos métodos de diagnóstico pela língua e pela pulsação.

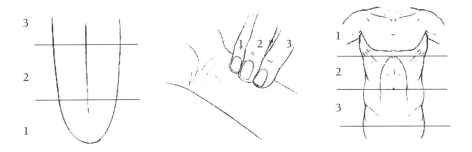

Nestes desenhos, a extremidade da língua e a seção radial da artéria sentida sob o dedo indicador (1) relacionam-se à região superior do torso, o meio da língua e a seção arterial sob o dedo médio (2) relacionam-se ao meio do torso, e a base da língua e a seção arterial sob o dedo anular (3) relacionam-se à região inferior do torso.

Acupuntura

Na introdução, comentei rapidamente sobre a acupuntura como uma prática que restaura o fluxo normal de qi através dos canais (meridianos) pelo estímulo de determinados pontos que são chamados "pontos de acupuntura". No *Clássico do Imperador Amarelo*, esse princípio básico é levado a níveis tão complexos que até mesmo estudantes de longa data da medicina chinesa consideram como matérias de difícil entendimento. A essência da informação, contudo, é na verdade bem simples: o qi dos nossos ambientes interno e externo está em contínua evolução — crescendo, chegando ao ponto máximo e declinando. Desde que o qi seja capaz de aumentar, chegar ao ponto máximo e declinar sem obstrução, ele atinge um equilíbrio natural e nos permite alcançar o nosso pleno potencial de saúde física, mental e espiritual. Se o nosso qi ficar obstruído — isto é, incapaz de aumentar, chegar ao ponto máximo e declinar livremente — haverá um desequilíbrio entre yin e yang, o que leva a um estado prejudicial e antinatural.

O *Clássico do Imperador Amarelo* explica como medir a evolução do qi ao procurar sinais de desequilíbrio, e então como empregar métodos como a acupuntura para ajudar a restaurar o fluxo normal. O sistema circulatório do qi é explicado como sendo composto de 365 pontos básicos ao longo de uma rede complexa de doze caminhos principais e dois caminhos especiais de qi. Esses pontos de acupuntura são classificados segundo a maneira como afetam a evolução (circulação) do qi ao longo de toda essa rede. Se uma pessoa é diagnosticada com um excesso de qi da segunda fase (yang maduro), por exemplo, diversos pontos de acupuntura conhecidos por ajudar a drenar o excesso de qi de segunda fase podem ser estimulados. Uma vez que o excesso em uma fase de qi normalmente indica uma conseqüente deficiência em outra fase, os melhores pontos de acupuntura para tratar esse desequilíbrio seriam aqueles que tiram da fase excessiva e acrescentam na fase deficiente.

Os pontos de acupuntura são portanto classificados pela maneira como afetam o processo de ascensão, ponto máximo e declínio do qi que se acha em contínua evolução e circulação ao longo de todo o corpo. Alguns pontos ajudam a acumular um determinado tipo de qi, enquanto outros podem reduzi-lo. Alguns pontos ajudam a mudar o qi dos canais fundamentais para os órgãos, ao passo que outros mudam o qi dos órgãos para os canais. Seja explicando em detalhes a fisiologia chinesa do qi, o diagnóstico do qi, ou a escolha de pontos de acupuntura para o tratamento de desequilíbrios do qi, os detalhes complexos do *Clássico do Imperador Amarelo* seguem todas as leis da ciência chinesa que apresentei anteriormente.

Em Síntese

A acupuntura é um ramo sofisticado de uma ciência profunda nascida na época mística das grandes civilizações da antiguidade. De acordo com a ciência chinesa, o mundo material ao nosso redor não passa da ponta de um *iceberg* com o que a vida tem tudo a ver. Além do reino material, existe um reino do espírito e uma força misteriosa que liga os dois, a que os chineses chamam qi. Apenas nos últimos cinqüenta anos mais ou menos a ciência ocidental começou a descobrir muitas das mesmas noções de um universo holisticamente interconectado e em contínua evolução em que a ciência chinesa há muito tempo tem se baseado. Se a ciência ocidental tivesse considerado seriamente as questões relativas à espiritualidade, poderíamos finalmente provar que o sr. Kipling estava errado e aproximar as duas ciências — oriental e ocidental — para que se fundissem em uma só.

Então como os antigos chineses conseguiram desenvolver um sistema de pensamento tão avançado que em certo sentido ultrapassa a ciência moderna? E como eles chegaram à idéia de enfiar agulhas nas pessoas como uma forma de terapia médica?

Capítulo Três

CIÊNCIA DOS PONTOS DOLORIDOS

Leia alguns textos ou livros que tratem da acupuntura e você provavelmente encontrará uma considerável discrepância. Alguns autores proclamam que a acupuntura teria 5.000 anos de existência enquanto outros afirmam que ela teria surgido por volta de 3.000 anos atrás. Uma terceira data de um pouco mais de 2.000 anos também poderá ser citada. A datação de 5.000 anos baseia-se na tradição folclórica, especialmente nas lendas com relação ao Imperador Amarelo. A data mais conservadora de 3.000 anos, assim como a mais conservadora ainda de 2.000 anos, são as que os pesquisadores modernos usam com base em determinadas evidências.

Os pesquisadores discordam entre si em relação a como interpretar alguns dos mais antigos registros que podem se referir à prática da acupuntura. Essa discrepância na maioria das vezes gira em torno da tradução e interpretação de algumas passagens de textos históricos datados de cerca de 500-600 a.C. Um grupo de pesquisadores cita essas passagens como se fizessem menção à acupuntura, enquanto outros traduzem essas passagens de maneira diferente e não consideram que tratem da acupuntura. Os pesquisadores mais conservadores afirmam que a mais antiga referência à prática da acupuntura na literatura disponível (que inclui a compilação do *Clássico do Imperador Amarelo*) data do segundo século a.C.

Complicando a questão de quando a acupuntura começou está o fato de que ninguém parece saber *como* ela teve início. As minhas pesquisas ao longo dos anos resultaram em quatro teorias pertinentes à origem da acupuntura. Existe uma velha lenda que conta a história de um antigo soldado que foi curado de uma doença depois de ser atingido por uma flecha. Um pesquisador que se especializou no estudo da medicina chinesa especulou recentemente que a acupuntura pode ter as suas origens num tipo antigo de exorcismo em que um xamã usa uma lança ou espada para afastar os espíritos malignos. Esse mesmo pesquisador e outros também consideram que a acupuntura pode ter evoluído a partir da prática da sangria. Finalmente, há uma referência obscura, creditada ao grande sábio taoísta Lao Tzu, segundo a qual os antigos chineses observaram que, quando as pessoas ficam doentes, elas desenvolvem pontos doloridos que depois desaparecem quando a doença perde a intensidade.

A primeira teoria — do antigo soldado e a sua flecha providencial — é encontrada com maior freqüência em fontes não acadêmicas. Nunca deparei com detalhes específicos associados a essa teoria tais como em que região da China imagina-se que esse incidente deva ter ocorrido ou que tipo de problema foi supostamente curado. A maioria das lendas envolvendo pessoas ou acontecimentos importantes normalmente contém amplos detalhes para corroborar um determinado tema — embora esses possam variar à medida que a lenda é recontada. A falta de detalhes associados a essa lenda levou-me a imaginar se essa teoria não teria sido uma conjectura que alguém fez ao tentar imaginar como teria surgido a idéia de enfiar agulhas nas pessoas. Não aparecendo nenhuma outra teoria plausível para confrontá-la, essa hipótese pode ter sobrevivido ao longo do tempo simplesmente por falta de outra.

A teoria de que a inspiração para a acupuntura pode ser localizada em antigos rituais em que se utilizavam de espadas ou lanças para perseguir espíritos malignos foi sugerida pelo historiador Paul U. Unschuld no seu livro *Medicine in China a History of Ideas* (Berkeley: University of California Press, 1985). Unschuld é um forte proponente da mais conservadora tradução de antigas passagens e discorda dos pesquisadores que situam a origem da acupuntura em torno de 3.000 anos atrás. Embora Unschuld apresente a teoria dele como uma possibilidade, não insiste na idéia e confessa francamente: "A origem da acupuntura na China não está clara" (p. 94). Unschuld também considera que a teoria de que a acupuntura evoluiu da sangria é uma possibilidade viável.

Embora sem querer descartar totalmente essas três teorias, acredito que a teoria atribuída a Lao Tzu tratando de pontos doloridos é a mais plausível. O sábio místico Lao Tzu, que viveu por volta de 500 a.C., é considerado como sendo o pai do taoísmo e também o autor do conhecido livro *Tao Teh Ching** (pronuncia-se *"dao dã ting"*) — a fonte do ditado segundo o qual "Uma jornada de milhares de quilômetros inicia-se com um único passo". Poucas pessoas, contudo, sabem que existe outro livro atribuído a Lao Tzu, conhecido como *Hua Hu Ching***, que pode ser traduzido como *O Clássico do Aprimoramento e da Transformação do Tosco e Subdesenvolvido*. Comecei a estudar esse livro em 1978, quando assisti a uma série de aulas sobre ele dadas pelo mestre Ni, quando ele estava revisando a tradução que fez dessa obra para publicação. Essa obra foi publicada nos Estados Unidos em 1979, juntamente com a tradução que ele fez do *Tao-Te King*, num único livro sob o título de *The Complete Works of Lao Tzu*. Essa publicação do mestre Ni foi a primeira tradução para o inglês do *Hua Hu Ching* e talvez a única edição completa desse conteúdo em todo o mundo.***

O formato do *Hua Hu Ching* é o de um diálogo entre Lao Tzu e um discípulo ilustre, muito parecido com o diálogo entre o médico da corte e o Imperador Amarelo no *Clássico do Imperador Amarelo*. No século XIV, o imperador Shuen Ti ordenou que o *Hua Hu Ching* fosse destruído, uma vez que alguns acreditavam que um dos alunos de Lao Tzu poderia ter sido o Buda (embora isso não esteja escrito nesse livro). Uma vez que o budismo era uma religião de destaque na China daquele tempo, os líderes religiosos pensaram que tais crenças iriam prejudicar a autoridade do budismo e convenceram o imperador a destruir o texto antigo. Ao longo do tempo, a obra

---
* *Tao-Te King*, publicado pela Editora Pensamento, São Paulo, 1984.
** *Hua Hu Ching: Os Últimos Ensinamentos de Lao Tzu*, publicado pela Editora Pensamento, São Paulo, 1997.
*** Em 1992, saiu nos Estados Unidos, pela HarperSanFrancisco, uma tradução dessa mesma obra para o inglês, feita por Brian Browne Walker, sob o título *Hua Hu Ching: The Unknown Teachings of Lao Tzu*. (N.T.)

foi transmitida oralmente entre os antepassados taoístas do mestre Ni e só por isso ele pôde traduzi-la e publicá-la.

O *Hua Hu Ching* trata de maneira sistemática e abrangente de profundos conceitos espirituais que constituem os fundamentos da filosofia taoísta. Em uma parte dessa obra, Lao Tzu comenta rapidamente vinte "ciências holísticas taoístas", incluindo o "yi yau", a ciência da cura. Nesse ponto, reproduzem-se as supostas palavras de Lao Tzu:

> Os antigos sábios descobriram intuitivamente a existência de determinados pontos no corpo que ficavam mais doloridos quando a pessoa adoecia. Com o desaparecimento da doença, a sensibilidade também desaparecia. Eles descobriram que, pela manipulação desses pontos, era possível influenciar os órgãos internos e assim curar a doença. Foi desse modo que a acupuntura e a acupressura se desenvolveram. (*The Complete Works of Lao Tzu*, traduzido para inglês por Hua-Ching Ni, 1ª ed. [Los Angeles: *Shrine of the Eternal Breath of Tao*, 1979], p.142.)

A principal razão de eu considerar a teoria dos pontos doloridos muito provavelmente é a experiência pela qual passei ao aprender e praticar a acupuntura e a acupressura. No meu atendimento, algumas vezes me refiro à maneira como trabalho como sendo a "ciência dos pontos doloridos", porque encontrar e manipular esses pontos tem uma grande importância nos serviços que pratico.

Aprendendo a Usar as Mãos

Comecei a me interessar pelo assunto dos pontos doloridos quando, aos 19 anos de idade, sofrendo de dores nas costas, encontrei por acaso um livro sobre *shiatsu*, um estilo de acupressura japonês. O shiatsu é um método que utiliza uma pressão bem intensa, na maioria das vezes com os polegares, diretamente sobre os pontos de acupressura definidos. O autor desse livro recomendava aprender a avaliar a quantidade de pressão que se aplicaria pela prática de pressionar os polegares numa balança de banheiro. Alguns pontos podem requerer 5 quilos de pressão, por exemplo, enquanto outros chegam a exigir 6 ou 9.

Depois de ler o livro, soube que um mestre de shiatsu viria ministrar uma aula de acupressura numa escola do bairro onde eu morava. O professor, Wataru Ohashi, estudara no Japão e acabara se mudando para Nova York, onde abrira uma escola de acupressura. Ohashi, como eu e outros alunos estávamos para descobrir, acabara de ter uma espécie de revelação sobre o método de praticar essa técnica. Embora tivesse se formado no estilo clássico do shiatsu, de pressão controlada sobre pontos predeterminados, recentemente ele passara a adotar um estilo em que usava uma técnica que envolvia um exame muito dolorido. Esse estilo era tão distante do que vinha ensinando na sua escola que ele começou a dizer aos seus ex-alunos já formados que lhes ensinara "tudo errado".

Um aspecto fundamental no novo estilo de Ohashi era que o praticante ficasse profundamente atento ao menor desconforto do paciente. Em vez de aplicar uma força predeterminada sobre pontos preestabelecidos, Ohashi nos ensinou a examinar suavemente o corpo todo do paciente e tentar sentir quais pontos causavam o menor desconforto. Uma vez localizados esses pontos, a força a ser aplicada deveria ser ligeiramente inferior à necessária para fazer os músculos do paciente se contraírem como resistência. Mantendo pacientemente a força logo abaixo do limite de resistência, os músculos do paciente acabariam por relaxar e então seria possível aplicar a pressão profunda, sem necessidade de usar uma pressão forçada.

Ohashi ensinava que os pontos clássicos de acupressura, aquelas centenas de manchinhas escuras que pontilham os gráficos de acupressura/acupuntura, embora sejam as áreas mais comuns onde o qi (ki) tende a se estagnar, *qualquer* ponto dolorido é um sinal de qi estagnado. Tanto quanto aprender a localização e as indicações dos pontos clássicos, igualmente importante seria aprender a localizar os pontos doloridos, não importa onde apareçam. Como a nossa aula era um curso introdutório, Ohashi concentrou-se em ensinar as suas técnicas para encontrar pontos doloridos em vez de nos ensinar detalhes da localização e das indicações dos pontos clássicos. Depois de concluir esse curso, comecei a aplicar o que aprendera em sessões de massagem/acupressura que fazia em amigos e familiares, e especialmente em mim mesmo.

Quando me inscrevi na escola de acupuntura alguns anos mais tarde, iniciei um estudo intensivo de quase quatrocentos pontos clássicos de acupuntura. Aprendi a encontrar esses pontos identificando a sua posição tomando como referência as marcas anatômicas e outros detalhes como a profundidade e o ângulo com que as agulhas de acupuntura deveriam ser inseridas. A escolha de quais pontos seriam usados no tratamento era feita pela avaliação da ascensão, ponto máximo e declínio do qi do paciente pelo diagnóstico pela língua e pela pulsação (veja o capítulo 2), assim como verificando locais específicos chamados de pontos de "alarme". Os pontos de alarme recebem esse nome em virtude da sensibilidade incomum nesses pontos que serve como um alarme, sugerindo que o paciente pode ter um determinado problema interno. Quando a doença associada a pontos de alarme recua, a sensibilidade desses pontos diminui — exatamente como na afirmação atribuída a Lao Tzu.

Quando comecei a clinicar, procurei combinar tudo o que havia aprendido e tratava os meus pacientes com técnicas tanto de acupuntura quanto de acupressura/massagem. Gosto de pensar que a minha formação me fez muito bem. Com Ohashi aprendi como tocar os meus pacientes, buscando os pontos doloridos onde quer que possam estar e tratando essa sensibilidade com os meus dedos. Na escola de acupuntura aprendi as teorias complexas da medicina chinesa; o diagnóstico dos desequilíbrios de qi, o sistema circulatório do qi, de que maneira determinados pontos podem corrigir a circulação do qi e restaurar o equilíbrio e como encontrar e manipular esses pontos com as agulhas da espessura de um fio de cabelo.

Depois de alguns anos nessa atividade, encontrei alguém que me ajudaria a aprimorar a minha técnica num outro nível. O mestre Si-Tu Ji fora o aprendiz de um monge idoso da ordem Shaolin desde os 4 anos de idade e especializado num método de qi-gong (também pronunciado *chi-kong*). O qi-gong é tanto um método de exercícios físicos para manter e restaurar a saúde como um outro meio pelo qual o agente de cura pode manipular o qi de um paciente. Como exercício físico, o qi-gong é semelhante ao tai chi — uma série de intrincados movimentos criados para equilibrar o corpo, a mente e o espírito pelo desbloqueio de obstruções na circulação do qi. Depois de praticar esses exercícios satisfatoriamente e melhorar a circulação do qi, algumas pessoas ficam muito sensíveis aos bloqueios do qi de outras pessoas e podem usar essas sensibilidades para a cura. Alguns "mestres" de qi-gong são, desse modo, capazes de usar o seu próprio qi para manipular o qi de seus pacientes.

Depois de praticar diversos dos exercícios de qi-gong do mestre Ji ao longo de quase dois anos, experimentei um repentino avanço no meu sistema circulatório do qi. Fiquei muito sensível aos bloqueios de qi dos meus pacientes. Embora tivesse desenvolvido uma capacidade muito boa de encontrar os pontos clássicos de acordo com as localizações tradicionais e outros locais doloridos pelo estilo gradual e delicado que aprendera com Ohashi, de repente me vi capaz de chegar imediata e infalivelmente a esses pontos em questão de segundos. A princípio fiquei um pouco hesitante em usar a minha nova sensibilidade. Tinha passado anos aprendendo como diagnosticar metodicamente os desequilíbrios de qi dos meus pacientes e a escolher os pontos pela combinação da prescrição de pontos clássicos e análise do corpo como um todo pelos pontos doloridos ocultos. Agora eu estava descobrindo os pontos em questão de segundos como se fosse atraído para eles por alguma força magnética misteriosa.

O mestre Ji me ajudou a me sentir mais à vontade em relação a usar a minha nova sensibilidade. Ele me explicou que esse método de encontrar os pontos era semelhante a descobrir onde cavar um poço usando uma varinha rabdomântica — confiando na intuição e baseando-se em sinais muito sutis. Ele havia aprendido que foi por esse método que muitos dos pontos de acupuntura foram descobertos na antiguidade. Teria sido a isso que Lao Tzu teria se referido quando mencionara que os antigos sábios descobriram "intuitivamente" os pontos doloridos que apareciam e desapareciam junto com a doença? À medida que ia assimilando essa nova técnica nas minhas atividades clínicas, fui me surpreendendo com os resultados e aprendi a confiar na minha intuição para encontrar os pontos.

Todos os dias na minha clínica, o grau de ajuda que eu era capaz de oferecer aos meus pacientes dependia da minha capacidade de pôr em prática o que tinha aprendido e encontrar satisfatoriamente os pontos de acupuntura/acupressura. Acabei acreditando que os fenômenos dos pontos doloridos que apareciam e desapareciam com a doença guardavam a chave para compreender como essa prática teria começado. Examinando essa hipótese, acabei desenvolvendo uma teoria de uma seqüência de eventos que levavam à descoberta dos pontos doloridos, conforme exposto por Lao Tzu, e talvez afinal levando à técnica da acupuntura.

Será que Tudo Começou com uma Coceira?

Se você alguma vez fez uma massagem completa no seu corpo, é bem provável que o seu massagista tenha encontrado diversos pontos doloridos espalhados pelo seu corpo em lugares que você nunca suspeitou que doessem. Eu encontro esses pontos nos meus pacientes todos os dias na minha clínica, geralmente em questão de segundos ao passar as mãos sobre eles. Chamo a esses pontos doloridos de "ocultos" porque um paciente não estará consciente deles até que sejam tocados da maneira exata. Vou ajudar você a localizar alguns desses pontos no seu próprio corpo no capítulo 9.

Os pontos doloridos ocultos geralmente parecem uma contusão profunda, mesmo quando pressionados com uma força mínima. A maioria das pessoas que sente isso durante uma massagem considera que esses pontos não passam de estiramentos secundários entre as suas fibras musculares e, às vezes, eles não passam mesmo disso. Alguns desses pontos, porém, na verdade são como o tipo indicado por Lao Tzu — regiões anormalmente doloridas que misteriosamente aparecem em sintonia com outros problemas.

Como os antigos chineses descobriram a relação entre esses pontos e uma doença? A resposta pode estar num fenômeno que todos nós conhecemos mas poucos pensaram seriamente a respeito, a saber: esfregar um prurido dá um certo alívio.

Basta bater a cabeça ou um cotovelo e você automaticamente vai estender a mão para coçá-los. A mesma coisa acontece com um músculo ou articulação dolorida — os seres humanos têm uma urgência de tocar e coçar os pontos doloridos. Essa ação é provavelmente instintiva, embora mesmo com todas as minhas pesquisas não consegui provar nada a respeito. Seja um gesto instintivo ou aprendido, de qualquer maneira coçar ou esfregar esses pontos nos dá uma sensação de alívio. Da próxima vez que você esbarrar em algum lugar, tente evitar a vontade de esfregar o local atingido. Você vai ver como é difícil resistir, e quando não esfregar o local a dor vai parecer que dura mais tempo.

Particularmente, todas as culturas tradicionais empregam algum tipo de terapia do toque e é razoável considerar que essas práticas podem ter as suas origens na vontade irresistível de esfregar os pontos doloridos. A vida nos tempos pré-históricos era difícil, e os confortos eram pequenos. Dependendo de a quanto tempo se acredite que podemos remontar a árvore genealógica humana, podemos dizer com certeza que os nossos primitivos ancestrais sobreviveram por centenas de milhares se não milhões de anos sem roupas, sem a construção de casas e sem o uso do fogo. Os músculos e as articulações doloridos deviam ser algo comum e essas pessoas primitivas teriam descoberto que esfregar essas regiões dava uma agradável sensação de alívio.

Esfregar os locais doloridos (vamos chamar a isso de "dor primária") ajuda a aliviar a dor, mas pode não afastar completamente a dor. Continue a sentir além da região da dor primária, conforme aprendi como fazer com Ohashi, e você vai descobrir pontos doloridos "ocultos". Os pontos doloridos ocultos nos quadris ou nos cotovelos, por exemplo, geralmente acompanham uma dor primária no ombro. A princípio a relação entre pontos doloridos ocultos e dores primárias indubitavelmente passa despercebida. No final, porém, depois de observar esses pontos aparecer e desaparecer juntos com as dores primárias, a pessoa tem a idéia de que esses pontos podem estar relacionados.

Depois de perceber que os pontos doloridos ocultos podem estar relacionados às dores primárias ocorridas aos nossos ancestrais, o próximo passo teria sido fazer experiências esfregando a dor dos pontos doloridos ocultos para ver se isso ajudaria a amenizar a dor primária. E aconteceu! Esfregar os pontos doloridos nos quadris ou cotovelos que surgiam com uma dor no ombro realmente ajuda a aliviar a dor no ombro. A descoberta da relação entre os pontos doloridos com as dores primárias e a sua importância terapêutica pode muito bem ter sido uma das descobertas mais importantes da antiguidade, uma vez que deu origem a um método de cura que sobreviveu por milhares de anos e tem ajudado a milhões sem conta.

Embora Lao Tzu tenha descrito a descoberta dos pontos doloridos ocultos como sendo relacionados a uma doença, achei que era mais provável que essa descoberta tenha acontecido inicialmente em condições envolvendo a dor, como acabei de comentar. A associação de pontos doloridos e outros tipos de doença teria sido o próximo marco importante. Uma vez que os antigos aprenderam a importância dos pontos doloridos ocultos no tratamento de dores e mal-estares, eles provavelmente teriam gasto mais e mais tempo procurando esses pontos e a sua associação com as dores primárias. A certa altura, deve ter sido notado que os pontos doloridos ocultos surgem em pessoas que não tinha nenhuma dor mas sofriam de outra doença. Os pontos doloridos ocultos no peito, na parte superior das costas e nos pulsos, por exemplo, geralmente acompanhavam a tosse. Quando a tosse melhora, também melhora a dor nesses pontos. Basta esfregar os pontos doloridos e a tosse diminui mais rapidamente do que o esperado, assim como esfregar os pontos doloridos ligados a dores primárias ajuda a melhorá-las.

Com essa série de acontecimentos, os antigos descobriram um utensílio de valor inestimável para ajudá-los a lutar pela sobrevivência e melhora da sua qualidade de vida. Gosto de me referir à primitiva terapia do toque como o "utensílio do toque" porque acredito que foi tão valioso aos nossos ancestrais como a descoberta de como fazer utensílios de pedra. Quanto mais eles aprendiam sobre onde podiam encontrar os seus pontos doloridos ocultos, mais eram capazes de tratar uma vasta gama de problemas. Os primatas inferiores — chimpanzés e assim por diante — são conhecidos por passar horas coçando-se uns aos outros. Os primeiros pioneiros da terapia do toque, donos de um cérebro mais volumoso e maior destreza com os dedos do que os outros primatas, provavelmente passavam uma boa parte do seu tempo livre massageando os músculos e articulações doloridas, talvez até mesmo fazendo isso uns nos outros em sessões regulares de massagem assim como os primatas inferiores nas sessões de coceira. Essa etapa inicial teria sido semelhante ao estilo experimental da acupressura/massagem que aprendi inicialmente antes de conhecer a localização dos pontos estabelecidos. Finalmente, determinados membros de cada tribo que foram os melhores na arte da terapia do toque provavelmente se destacaram e foram reconhecidos como curandeiros.

Advertências Preliminares

À medida que gerações de curandeiros tribais continuaram a aprimorar a sua capacidade de encontrar e manipular pontos doloridos, eles fizeram a próxima descoberta marcante: os pontos doloridos ocultos podem se manifestar antes do aparecimento da dor ou doença. Os pontos de alarme que mencionei anteriormente não apenas são verificados para ajudar a confirmar os motivos para uma doença existente como também podem, às vezes, servir como uma advertência preliminar de um desequilíbrio de qi subjacente que poderia indicar uma doença iminente.

Como foi possível a um povo primitivo descobrir algo tão sofisticado? Ao realizar a terapia do toque de manutenção regular em pacientes saudáveis, um terapeuta pode descobrir pontos doloridos ocultos que não parecem relacionados a nenhum problema de saúde. Encontrar pontos doloridos ocultos num paciente que não apresenta nenhuma queixa de dor ou sintomas de doenças não é incomum. Conforme mencionei anteriormente, às vezes esses pontos são simplesmente tensões secundárias entre as fibras musculares. Esses pontos são curados rapidamente e não estão relacionados a outros problemas físicos. No entanto, alguns terapeutas antigos devem ter notado que determinados pacientes com esses pontos doloridos ocultos "desconexos" mais tarde desenvolveram uma dor ou doença a que os pontos ocultos estavam relacionados. Os pontos doloridos ocultos no peito, na parte superior das costas e nos pulsos, por exemplo, são encontrados em um membro da tribo que não tem uma tosse; então, alguns dias depois, essa pessoa apresenta uma tosse.

A exemplo do que aconteceu com as primeiras descobertas, uma vez que se suspeitou da ligação entre os pontos doloridos e os problemas de saúde, o próximo passo seria manipular esses pontos para tentar aliviar os problemas a que estivessem relacionados. Ao encontrar pontos doloridos ocultos no peito, na parte superior das costas e nos pulsos, o curador esfrega os pontos até aliviar a dor. Nos dias subseqüentes, a maioria dos membros da tribo aparece com uma tosse, enquanto o que passara pela terapia preventiva não. Uma vez que o curador tenha visto isso acontecer vezes suficientes, ele vai se convencer de que esfregar esses pontos doloridos pré-sintomáticos ajuda a prevenir a ocorrência da doença.

Ao longo de talvez dezenas ou até mesmo centenas de gerações de aprimoramento das suas técnicas de terapia do toque, os antigos chineses desenvolveram meios de tratar tanto a dor quanto a doença e até mesmo a predizer e prevenir alguns transtornos de saúde. Contudo, eles ainda não tinham descoberto a acupuntura. Para entender como os antigos chineses podem ter dado o salto de usar as mãos para usar agulhas, precisarei estudar mais detalhadamente a natureza dos pontos doloridos.

Chegando ao Ponto

A maioria das pessoas teve a experiência de esfregar um músculo dolorido e encontrar um pequeno ponto que parecia ser a fonte de toda a dor na região. As pessoas costumam chamar a isso de "nó". Ir diretamente a esse ponto produz mais alívio do que esfregar toda a região dolorida. O que a maioria das pessoas não percebe é que dentro desse nó existirá um ponto ainda menor. Esse ponto ainda menor pode não ser maior do que a cabeça de um fósforo, mas será circundado por uma camada protetora de músculo retesado, o que torna difícil detectá-lo. Terapeutas do toque experientes aprendem uma série de técnicas para relaxar as fibras musculares que circundam esses pontos de modo a poder tocá-los mais diretamente.

A terapia do toque é muito mais eficaz quando se pode descobrir os pontos do tamanho da cabeça de um fósforo enterrados entre os nós musculares. Isso se aplica tanto às dores primárias quanto a pontos doloridos ocultos associados. Ser capaz de encontrar e manipular esses pontos requer uma combinação de uma capacidade natural, treinamento e experiência. No capítulo 2, usei o exemplo de um conhecedor de vinho experiente como alguém capaz de detectar coisas que a maioria das pessoas não consegue. O mesmo se aplica em relação a alguém capacitado na terapia do toque. É possível desenvolver a sensibilidade do toque a ponto de ser capaz de sentir coisas que as outras pessoas não conseguem. As pessoas cegas, por exemplo, geralmente desenvolvem uma sensibilidade elevada ao toque. No Japão, alguns dos mais respeitados acupunturistas são cegos. Conquanto encontrar os pontos doloridos do tamanho de uma cabeça de fósforo no interior de um músculo requeira uma sensibilidade refinada de toque, esse pequeno ponto não é o fim da história. Dentro desse minúsculo ponto, haverá um outro ainda menor não muito maior do que um grão de areia.

A vasta maioria dos pontos doloridos, por maior que seja a área de mal-estar que possam causar, é o resultado de minúsculos pontos problemáticos literalmente do tamanho de um grão de areia. Esses pontos são os verdadeiros epicentros da irritabilidade. Muitas pessoas esfregam os seus músculos doloridos, mas poucas desenvolveram a sensibilidade de toque a ponto de serem capazes de sentir os minúsculos pontos problemáticos do tamanho de um grão de areia. Não sou capaz de dizer o ano da colheita de um vinho ou a idade de um vinho apenas ao prová-lo, mas compreendo que existem aquelas pessoas que conseguem fazer isso. No entanto, sou capaz de encontrar minúsculos pontos doloridos em praticamente qualquer pessoa que esteja atendendo, simplesmente como muitos outros acupunturistas e acupressores conseguem. É claro que a maioria das pessoas, incluindo a maioria dos médicos, não desenvolveu a sua capacidade de sentir esses pontos sutis. Mas só porque relativamente poucas pessoas têm essa capacidade não significa que esses pontos não existam.

Depois que os antigos terapeutas chineses aprimoraram a sua sensibilidade ao toque a esse grau de sutileza, eles também teriam aprendido o quanto é difícil manipular esses pontos minúsculos com os dedos. Embora seja possível a um terapeuta do toque usar uma parte da extremidade de um dedo para impor pressão diretamente sobre um ponto do tamanho de uma cabeça de fósforo, não se pode diminuir o tamanho da ponta do dedo o suficiente para ir direto ao epicentro do tamanho de um grão de areia. Eu descobri isso sozinho depois de alguns anos de aprimoramento das minhas habilidades no estilo de tatear a dor na acupressura/massagem que aprendi com Ohashi. Ao sentir esses minúsculos pontos problemáticos embutidos nas fibras musculares, você se descobre querendo ter um instrumento ultrafino, uma extensão dos seus dedos com que possa atravessar as camadas de fibras e chegar àquele ponto — uma agulha! Acredito que o desejo de chegar àqueles pontos é como a agulha da acupuntura acabou sendo usada — como um instrumento que os terapeutas do toque usaram para ajudá-los a chegar aos minúsculos e fugidios pontos problemáticos.

Assim como a terapia do toque é mais eficaz quando o terapeuta é capaz de ir direto aos pontos problemáticos com as extremidades dos dedos, a acupuntura é mais eficaz quando o acupunturista é capaz de encontrar os pontos do tamanho de um grão de areia com a ponta de uma agulha de acupuntura. Uma vez que uma agulha foi inserida através da pele e dentro do músculo, os acupunturistas geralmente empregam um tipo de técnica de "caçar e bicar". A ponta da agulha é levantada e abaixada ligeiramente diversas vezes, cada vez movendo a ponta da agulha sempre ligeiramente de onde esteve antes. Quando a ponta da agulha é introduzida exatamente no lugar certo, o paciente sente um repentino choque — como dois ímãs, colocados dentro da sua área de atração, repentinamente unidos numa só peça. Geralmente, o acupunturista também sente um minúsculo choque através da agulha. Essa reação súbita assinala que se acertou na mosca, o ponto central do alvo. É impressionante como o movimento da ponta da agulha da espessura de um fio de cabelo pode fazer uma diferença tão grande na sensação de alívio do paciente. Tocar o ponto do tamanho de uma cabeça de fósforo com a ponta da agulha, e o paciente sente algo — atinja o grão de areia e ele vai sentir um estranho choque indolor.

As Primeiras Agulhas

Existem lendas de que as primitivas agulhas de acupuntura eram feitas de lascas de bambu e espinhas de peixe cuidadosamente selecionados. Qualquer um desses dois instrumentos teria dado boas agulhas uma vez que são finos, pontiagudos e flexíveis. Infelizmente, esses perigosos instrumentos não poderiam sobreviver à devastação dos tempos, e mesmo que sobrevivessem e tivéssemos a sorte de encontrar alguns deles, seria impossível provar que tivessem sido usados como agulhas de acupuntura. Algumas vezes usei os termos "instrumento" de toque e a "arte" da terapia do toque para explicar esse assunto. Infelizmente, ao contrário do estudo de utensílios de pedra ou artefatos de trabalho antigos, não podemos ter a menor esperança de encontrar essas primeiras gerações de agulhas de acupuntura para nos ajudar a descrever a evolução da terapia do toque pré-histórica na prática da acupuntura.

Um aspecto central do aprimoramento gradual dos nossos ancestrais na fabricação de instrumentos foi a crescente finura desses instrumentos. Cerca de 20.000 anos atrás, machados, facas, raspadores e assemelhados eram produzidos com lascas que tinham literalmente o gume de uma navalha. Tipos diferentes de perfuradores ou agulhas também começaram a ser produzidos, muito provavelmente para costurar peles de animais. Se esses primitivos seres humanos praticavam a terapia do toque durante a mesma época em que a destreza dos seus dedos lhes permitia fabricar ferramentas cada vez mais aguçadas e afiadas, é muito provável que os curandeiros tenham se tornado mais afiados e mais aguçados na sua terapia do toque. Também é razoável supor que, se os antigos terapeutas do toque acreditavam que o melhor ponto para tocar era tão pequeno que não conseguiam alcançar com a ponta do dedo, então teriam procurado em outros setores da vida instrumentos em que confiassem e depois juntado as duas coisas.

As fontes históricas indicam que, ao longo do tempo, as agulhas foram desenvolvidas das feitas de sílex (ai!) e para as finalmente feitas de aço, e que as agulhas de aço tornaram-se preferidas como o método mais popular de estimular os pontos. O *Clássico do Imperador Amarelo* não faz referência à acupressura. Embora possa ter havido inúmeras razões para isso, uma fundamental, acredito, seja que a acupuntura geralmente dá resultado com menos tempo e esforço da parte do agente de cura.

Detalhes do Ponto Dolorido

Os pontos de acupuntura/acupressura são encontrados dentro das fibras dos músculos (tendões). Essas fibras são como os fios trançados de uma corda; elas exercem a sua força distribuindo a carga entre muitas outras fibras, que atuam em conjunto como num trabalho em equipe. Os pontos do tamanho de uma cabeça de fósforo ou de um grão de areia que mencionei se parecem com pequenos feixes dessas fibras que, sejam quais forem as razões, se enrolaram — quase como uma pessoa profundamente perturbada que se encolhe na posição fetal. Isso torna o músculo mais fraco e menos flexível. Também causa dor — uma advertência do corpo de que alguma coisa vai mal. Quando se manipulam satisfatoriamente esses pontos, eles começam a se desenrolar, restaurando as fibras às suas situações normais, mais lisas e retilíneas, e reduzindo ou até mesmo eliminando a dor. Isso pode acontecer no momento em que esses pontos são manipulados — como diminutas lascas de gelo sob o toque das pontas dos dedos do terapeuta — ou lentamente ao longo dos dias imediatamente subseqüentes. Seja o processo imediato ou retardado, os terapeutas com habilidade de toque desenvolvem uma sensibilidade para perceber se a sua terapia está alcançando o resultado desejado de ajudar essas fibras a se desenrolar.

A acupuntura é consideravelmente eficaz para fazer as fibras dos músculos/tendões se desenrolar, especialmente em pontos difíceis de alcançar, mas também funciona como um instrumento de economia de esforço. Por exemplo, uma técnica da terapia do toque extremamente eficaz é aplicar pressão sobre um ponto dolorido e mantê-la ali por vários minutos. Isso costuma dar melhor resultado quando se amassa ou esfrega continuamente esse ponto. Na prática da acupuntura, depois que a agulha é inserida e posicionada de modo que a sua extremidade toque ligeiramente o ponto do tamanho de um grão de areia, ela pode ser deixada no local por vários minutos. Isso pode ser feito para diversos pontos de uma vez. Durante esse período de tempo, o paciente pode ser deixado em repouso, liberando o acupunturista para fazer outra coisa, como tratar outro paciente, se quiser. Na terapia do toque, porém, o terapeuta precisa tocar fisicamente o ponto e só pode tratar um paciente e um limitado número de pontos por vez.

Quando me inscrevi na escola de acupuntura, alguns dos meus professores comentaram que fazia parte do folclore antigo dizer que os acupunturistas tendiam a viver mais tempo que os acupressores. A teoria por trás dessa lenda era que quanto menor o contato do agente de cura com os pacientes, menos esse seria afetado pelo qi desequilibrado do paciente. Se isso for verdade, ou ao menos acreditava-se que fosse verdade, pode também ser responsável por uma maior popularização da acupuntura ao longo do tempo.

Atualmente, em razão da eficácia da acupuntura como um atalho comparada à terapia do toque, muitos acupunturistas não desenvolvem as suas técnicas de manipulação com as mãos a um alto nível — assim como um artesão moderno, que se acostuma a usar ferramentas elétricas, pode não aprender como usar as ferramentas manuais da melhor maneira possível. Por causa disso, nem todos os acupunturistas aprendem como sentir alguns dos traços sutis que podem ser encontrados na carne do corpo humano. Em vez disso, escolas como a que eu freqüentei ensinam os acupunturistas a localizar os pontos clássicos com base na sua relação com marcos de referência anatômicos e então estimular cuidadosamente esses pontos com as agulhas até que aconteça a reação desejada. Inversamente, como a acupuntura acarreta riscos relacionados com a perfuração da pele e a necessidade de um treinamento altamente controlado e licenciado, os mais experientes terapeutas do toque não aprendem a praticar a acupuntura. Não é realmente necessário que os acupunturistas aprendam uma terapia do toque de nível superior ou que os terapeutas do toque aprendam acupuntura, mas tornar-se competente na terapia do toque antes de aprender acupuntura tende a fazer a pessoa inclinar-se a acreditar que as agulhas eram um próximo passo lógico na longa evolução da terapia do toque.

O Todo e as Suas Partes

No capítulo 1, mencionei a pesquisa conduzida por Zang-Hee Cho e outros usando a visualização avançada do cérebro. Esses pesquisadores estão descobrindo que, quando se aplica a acupuntura em pontos clássicos de acupuntura, isso provoca reações específicas no cérebro que em geral estão relacionadas às indicações tradicionais daquele ponto — como acontece com o ponto no dedo mínimo do pé que estimula o córtex visual no cérebro. Essa pesquisa sugere enfaticamente que é válida a antiga afirmação de que a estimulação de uma região do corpo pode regular as funções de uma outra região do corpo, mas deixa aberta a pergunta sobre por que isso acontece.

No capítulo 2, expliquei os fundamentos de como se tomam as pulsações ou se examina a língua como métodos de diagnóstico ao apresentar o que chamei de teoria "holística" chinesa. Essa teoria sustenta que cada parte do corpo está ligada a todas as outras partes, assim como tudo na Criação afeta e é afetado por tudo o mais na criação. Se for verdade que cada parte de um sistema como um todo, como um ser humano isolado, está ligado da mesma maneira a todas as partes desse sistema, então o dedo mínimo do pé *está* ligado aos olhos. "No entanto", você pode perguntar, "por que quando a equipe de pesquisadores do dr. Cho enfiou uma agulha num dedo do pé que não se sabia se influenciaria os problemas de visão ele não estimulou o córtex visual? Se cada parte do corpo está ligada a todas as outras partes, então todos os dedos do pé não deveriam estar ligados aos olhos?"

A resposta a essa pergunta é sim — todos os dedos do pé, realmente todas as células do corpo, estão ligados aos olhos. Na verdade, cada célula do corpo está ligada a todas as outras células desse corpo. É justamente disso que trata a teoria holística. O aspecto crucial dessas interconexões holísticas, contudo, é que nem todas as ligações são iguais. Embora o dedo do pé que não estimulou o córtex visual estivesse realmente ligado aos olhos, o grau dessa conexão não era tão forte quanto o do dedo mínimo do pé. Para tirar vantagem das conseqüências fantásticas da interconectividade holística, é preciso considerar a graduação prática, ou a escala, da conexão.

No seu livro *Chaos: Making a New Science,* James Gleick explica como a vanguarda da ciência moderna passou a admitir o conceito de interconectividade holística, ainda que muitos cientistas repudiem a idéia. Ele cita um professor, obviamente contrariado com a "nova" visão de mundo holística, dizendo à classe que ninguém precisava se incomodar com os efeitos de cada folha que caísse de uma árvore em algum pequeno planeta ao tentar calcular o movimento de bolas de bilhar sobre uma mesa na Terra. "As influências muito pequenas podem ser desconsideradas", diz o professor à classe.

O professor está certo — influências muito pequenas podem ser negligenciadas, e é por isso que os córtices dos pacientes do teste do dr. Cho desconsideraram a influência de um dedo do pé mas foram estimulados pela influência de outro. Os antigos sábios citados por Lao Tzu descobriram quais pontos no corpo tinham uma conexão suficientemente forte com os órgãos internos para serem úteis como um tipo de terapia. Eles descobriram essas interconexões relativamente mais fortes porque esses pontos mostravam-se anormalmente sensíveis durante a doença.

A carne do corpo humano, composta de pele, nervos, músculos e tendões, tecido conectivo e assim por diante, constitui uma "parte" do organismo como um todo. Uma característica importante da carne do corpo humano é a sua capacidade de experimentar sensações, incluindo a dor, que funciona como um aviso quando algo vai mal com aquela parte do corpo. Se a nossa carne é ferida ou comprometida de algum modo, sentimos dor. Quando outra parte do corpo é ferida ou comprometida, aquela parte pode não nos avisar com uma dor. Se os nossos pulmões tornam-se comprometidos, por exemplo, eles geralmente nos indicam isso com a tosse. Se cada parte do corpo está ligada a todas as outras partes, então uma anormalidade em qualquer lugar, como nos pulmões, causará uma anormalidade em toda parte, incluindo na carne. Uma vez que a carne basicamente indica as anormalidades criando a dor, uma anormalidade nos pulmões causará pontos doloridos na carne. No entanto, uma vez que as interconexões holísticas não são iguais ao longo do todo, uma anormalidade nos pulmões só fará com que apareçam pontos doloridos naquelas regiões específicas da carne que tenham uma conexão relativamente mais forte com os pulmões.

Quando o professor de física disse à classe que influências muito pequenas podem ser desconsideradas ao calcular o movimento das bolas de bilhar, ele estava dizendo basicamente que a física da mecânica clássica desenvolvida a partir das obras de Newton funciona perfeitamente bem para resolver muitos dos nossos problemas. Ele observou o que muitos consideram um ponto fraco da aplicação prática do modelo de natureza interconectado, holístico — que se acreditamos que tudo tanto afeta quanto é afetado por tudo o mais, ficaremos assoberbados ao tentar calcular o efeito de cada folha que cai. Mas o que o modelo holístico realmente nos diz é para manter a mente aberta com relação às interconexões. As ligações úteis podem não só aparecer no nível mecânico de uma parte sendo diretamente ligada à sua vizinha. Os sábios antigos, felizmente ignorantes em relação às nossas modernas noções de como o corpo "deveria" funcionar, tropeçaram com essas sutis mas úteis ligações quando descobriram os pontos doloridos ocultos em alguns lugares improváveis. "Um ponto no dedo mínimo do pé ligado aos olhos? Por que não? Se tudo está ligado a tudo, nada deveria nos surpreender." É por isso que eu disse no capítulo 2 que *a capacidade de entender o estado do todo a partir do exame de cada uma das suas partes é limitada apenas pela habilidade individual de decifrar as impressões que o todo manifesta nas partes.* As impressões estão sempre presentes, algumas tão pequenas, é verdade, que podem passar despercebidas. Saber que essas impressões estão presentes, contudo, deve nos inspirar a não deixar nenhuma pedra, ou folha, sem virar na nossa busca por interconexões úteis.

Tudo o que Vai, Volta

As profundas ramificações do modelo holístico não só explica por que os pontos doloridos ocultos se manifestam com a dor ou a doença mas também nos dizem por que manipular esses pontos pode ajudar a sanar esses problemas. As interconexões holísticas, ao que parece, são uma via de mão dupla. Se um problema nos olhos, por exemplo, faz um ponto dolorido oculto se desenvolver no dedo mínimo do pé, então aliviar a sensibilidade desse ponto no dedo do pé ajudará a aliviar o problema nos olhos. O alívio conferido ao ponto dolorido oculto, contudo, deve ser conseguido por meios naturais. Se você ingere um medicamento alopático analgésico, por exemplo, para aliviar artificialmente o ponto dolorido no dedo mínimo, isso não ajudará os olhos, uma vez que esse tipo de alívio não foi causado pelos processos naturais de cura interconectados do corpo. Os pontos doloridos podem ser aliviados naturalmente por meio do toque, e assim esse tipo de alívio ajuda a reverter o problema que causou o surgimento desses pontos originalmente.

De acordo com os meus conhecimentos, ninguém foi capaz de demonstrar definitivamente em termos científicos por que esfregar um pequeno ponto de coceira nos faz sentir melhores. Talvez um dia, se destinarmos bilhões de dólares à pesquisa desse assunto, possamos ser capazes de entender cientificamente por que o toque pode curar a dor. Desconfio que a resposta para isso seja semelhante à que a pesquisa de Cho nos diz quanto à influência da acupuntura sobre os centros cerebrais superiores. Nesse meio-tempo, parece natural afirmar que a carne do corpo humano é muito sensível ao toque. O toque exerce um efeito regulador ou normalizador sobre algumas dores e sensibilidades que a carne apresenta e, graças à via de mão dupla das interconexões holísticas, isso explica por que tocar os pontos doloridos ocultos — com os dedos ou a extremidade de uma agulha — pode ajudar uma vasta gama dos problemas mais diversos.

Gerações sem conta de terapeutas do toque aprimoraram-se e transmitiram o que aprenderam sobre os pontos doloridos. Por fim, os pontos mais comumente encontrados vieram a ser designados como os pontos clássicos ou "primários" agora encontrados nos diagramas ou modelos de acupuntura/acupressura. Gerações posteriores de terapeutas aprenderiam como encontrar os pontos mais comuns e as condições que os fazem surgir. Na época do *Clássico do Imperador Amarelo*, contudo, esses pontos não eram classificados principalmente pelas condições a que se relacionavam. Conforme mencionei no capítulo 1, os pontos de acupuntura explicados no *Clássico do Imperador Amarelo* foram classificados segundo a maneira como eles afetavam o qi em ascensão, ponto máximo e declínio ao longo de todo um vasto sistema circulatório do qi — deixando o leitor a imaginar como foi que essas complexas teorias holísticas evoluíram.

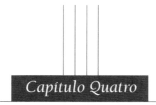

Capítulo Quatro

CINCO CAMINHOS

Durante uma aula em 1977, enquanto explicava o papel importante que o Sol, a Lua, as estrelas e os planetas desempenhavam na vida dos antigos chineses, mestre Ni disse algo que plantou uma semente na minha mente que continuou a germinar por vários anos. Ele disse que a idéia para o conceito das cinco fases inspirou-se na descoberta pelos antigos das órbitas dos cinco planetas, referindo-se apenas aos planetas que podem ser vistos da Terra a olho nu. Esse detalhe da informação me pareceu consideravelmente importante, embora eu não soubesse por quê. Eu também duvidava que os historiadores levariam essa revelação a sério, uma vez que ela era apresentada como parte do folclore oral, sem nenhuma evidência para fundamentá-la. Dez anos depois, encontrei uma passagem em um livro escrito por um grande pesquisador, historiador e autoridade em mitos antigos, Joseph Campbell, que também atribuía grande importância à descoberta dos cinco planetas na antiguidade. Campbell atribuía essa descoberta como sendo de importância central para o repentino surgimento da primeira grande civilização na Mesopotâmia cerca de 5.000 anos atrás. Quase tão importante quanto a descoberta em si, de acordo com Campbell, foi a noção mantida pelos mesopotâmios de que "as leis que governam os movimentos das sete esferas celestiais deveriam de alguma maneira mística ser as mesmas que governavam a vida e os pensamentos dos homens sobre a Terra" (*The Masks of God: Primitive Mythology* [Nova York: Viking Press, 1959], p. 147).

A ciência holística exposta no *Clássico do Imperador Amarelo* foi indubitavelmente influenciada pelas mesmas noções que Campbell demonstrou — a idéia de que as leis naturais que governam os movimentos das esferas celestes também governam o organismo humano. A pesquisa para descobrir a ordem das esferas celestes tinha começado naturalmente muito tempo antes, um tempo em que a busca de calor e luz empurrou os nossos ancestrais para começar a seguir os padrões do Sol e da Lua. Eles vieram a reconhecer que a Lua seguia um padrão repetitivo e acabaram descobrindo o padrão que o Sol segue enquanto caminha nas suas idas e vindas ao se elevar no horizonte oriental. De modo notável, eles também descobriram que as estrelas seguiam um padrão repetitivo enquanto circulavam no alto do céu à noite. A descoberta desses padrões repetitivos teve uma enorme influência sobre o pensamento dos nossos ancestrais, uma vez que alimentava um sentido de ordem na natureza que os ancestrais *deles* não tinham percebido. A fascinação por acompanhar os movimentos das esferas celestes tornou-se entrelaçada com as suas crenças espirituais, e eles vieram a considerar as luzes no céu como reflexos da mente de Deus. Finalmente, eles desenvolveram sistemas abstratos, numéricos, para ajudá-los a seguir e predizer os padrões do Sol, da Lua e das estrelas — ao menos, da maioria das estrelas. Cinco estrelas não seguiam o padrão repetitivo de todas as outras; elas pareciam vagar pelo céu sem eira nem beira. Esses eram os cinco planetas (a palavra "planeta" significa "vagabundo"), e descobrir os padrões deles era a última peça de um enorme quebra-cabeça que os antigos procuraram montar por milhares de anos.

Durante a mesma época, os nossos ancestrais aprenderam a fazer uma série de instrumentos e desenvolveram métodos para tratar os seus doentes. Eles chegaram mesmo a aprender a manipular o seu ambiente natural como um meio de produzir alimento pelo cultivo de colheitas e a criação de animais. Isso levou a uma explosão populacional e criou uma hoste de novos problemas associados com grandes populações acumuladas em regiões relativamente pequenas. A necessidade levou a organizar o esforço humano de maneiras desconhecidas até então: em projetos de obras públicas que requeriam níveis sem precedentes de cooperação, em sistemas de contabilidade utilizados no comércio e na taxação dos impostos e em sistemas informais de medição do tempo e do espaço. Houve também a necessidade de líderes que pudessem inspirar as massas a ganhar a sua confiança para ajudá-las a superar aqueles tempos difíceis.

Uma nova categoria de líder apareceu durante esses tempos tumultuosos que se revelaria como sendo tanto uma bênção como uma maldição. Seja chamado de "rei", "faraó" ou "imperador", esses líderes eram venerados como o elo de ligação da humanidade com o aspecto espiritual da vida. Particularmente toda grande civilização da antiguidade teria esses líderes, e o poder deles seria considerado absoluto. Como foi que esses indivíduos vieram a ser tão venerados e elevados sobre todo mundo a uma tal posição majestosa? Será que tomaram as armas e forçaram as pessoas a segui-los? Não. Eles eram considerados como o elo de ligação entre a humanidade e o reino espiritual porque eles tinham a chave para resolver o enigma das cinco estrelas errantes.

Ao longo de incontáveis gerações, a antiga astronomia, o estudo dos movimentos das esferas celestes, produziu a antiga astrologia, o conceito de que a posição dessas esferas, especialmente os cinco planetas, influenciava o destino da vida humana na Terra. Os cientistas modernos nos dizem que a posição dos planetas não pode ter nenhuma influência sobre o destino humano. Eles observam que atualmente sabemos que existem incontáveis galáxias com bilhões de planetas de que os astrólogos antigos não tinham conhecimento, para não mencionar os três outros planetas no nosso minúsculo sistema solar que os antigos não conseguiam ver para levar em consideração. Eles nos lembram que essas idéias antigas foram formadas antes de chegarmos a entender que aquelas esferas eram nada mais do que elementos residuais do *big-bang*, aproximadas pela força da gravidade.

Independentemente do que possamos pensar sobre a questão da astrologia hoje em dia, os povos antigos estavam convencidos de que as forças sobrenaturais celestes exerciam uma influência sobre a Terra e que os seres humanos podiam saber algo a respeito da vontade dessas forças pela compreensão da ordem das esferas celestes. Dentre as esferas, as mais misteriosas e difíceis de entender eram as cinco estrelas errantes. A natureza misteriosa dessas cinco estrelas errantes convenceu os antigos de que elas representavam a chave para a compreensão do mais alto conhecimento que os seres humanos jamais poderiam alcançar. Quando afinal os antigos astrônomos conseguiram resolver esse enigma, ele foi considerado como desvendador do código de Deus, e aqueles que eram capazes de decifrar esse código eram os que poderiam transmitir a vontade de Deus para as massas.

Na China, o imperador seria reconhecido como o responsável por cumprir o "mandato celestial". Antes que o termo "imperador" fosse usado, o termo original para essa posição suprema era "di" (algumas vezes grafado como "ti", mas pronunciado *di* ou *ti*). Os historiadores nos informam que o significado original do termo *di* perdeu-se ao longo do tempo, mas essa, assim como muitas outras informações com relação ao período crucial anterior à história escrita chinesa, foi legada por meio da tradição oral do mestre Ni. O termo *di* originalmente designava o pedúnculo de uma fruta. O pedúnculo liga o fruto à árvore, permitindo que a essência da grande árvore com as suas raízes, tronco e ramos, produza o fruto. Os antigos chineses consideravam a vida humana como o fruto e o grande reino espiritual como a árvore. O pedúnculo da fruta, ou "di", serve como o ponto médio da maior importância (conforme discutido anteriormente) ligando a árvore "yang" com o fruto "yin".

O Imperador Amarelo, ou Huang Di, foi o primeiro "di" formalmente reconhecido pelo povo chinês. Como aquele a quem foi atribuída a invenção da bússola e do calendário, ele foi considerado como a pessoa que melhor entendeu os movimentos das esferas celestes. As gerações posteriores de imperadores continuariam a tradição de controlar o calendário, o instrumento que se tornou inestimável para as populações dependentes do cultivo das plantas. Diz-se que o poder absoluto corrompe absolutamente, e isso infelizmente mostrou-se verdadeiro no caso dos últimos imperadores chineses, como aconteceu com os faraós e líderes semelhantes em outras grandes civilizações da antiguidade. No caso dos chineses, essas últimas gerações de dis começariam a abusar da sua posição e forçar o povo a seguir a sua lei sob a ameaça da violência. Esses líderes tinham perdido o "Tao" e marcaram o fim da idade de ouro dos líderes virtuosos da China.

Quando Joseph Campbell investigou o crescimento explosivo da primeira grande civilização até a descoberta das órbitas dos cinco planetas e a idéia correlata de que a vida humana deveria seguir a ordem dos céus, ele não estava só descrevendo uma época em que os antigos astrônomos finalmente entenderam essas órbitas. Ele estava descrevendo o último componente decisivo que levava à mudança do maior paradigma da humanidade. Como acontece com todas as mudanças de paradigma, nenhum acontecimento marcante pode ser creditado como a causa dessa grande mudança. Muitos fatores se acumularam ao longo de milhares de anos e a descoberta das órbitas dos cinco planetas deu destaque a esses fatores. Antes de continuar a considerar as ramificações dessa mudança de paradigma, no entanto, é necessário considerar as inovações tecnológicas posteriores que permitiram aos nossos ancestrais finalmente resolver o enigma das cinco estrelas errantes.

Aprimorando o Padrão

Nada na aparência dos cinco planetas os distingue de imediato dos milhares de estrelas espalhadas pelo céu noturno. Assim como essas estrelas, os cinco planetas visíveis — Mercúrio, Vênus, Marte, Júpiter e Saturno — aparecem como pequenas luzes faiscantes de variados graus de magnitude. A única coisa que difere nessas cinco estrelas é o fato de elas não manterem as suas posições assim como as demais estrelas giratórias, também chamadas estrelas fixas.

Depois que os nossos ancestrais fizeram a notável descoberta de que as estrelas de constelações giram segundo um padrão constante e então mais tarde perceberam que as cinco estrelas eram exceções, eles encontraram obstáculos significativos ao tentar calcular as órbitas desses cinco planetas. As órbitas deles variam bastante, de um mínimo de 85 dias no caso de Mercúrio, para um máximo de aproximadamente 29,5 anos (10.750 dias) de Saturno. Cada um desses cinco manifesta periodicamente algo que é chamado de "movimento retrógrado" em que, vistos da Terra, parecem movimentar-se no sentido contrário à sua direção original antes de parar de novo e reassumir o seu movimento para a frente. Para entender a sua órbita, nossos ancestrais precisavam desenvolver métodos sofisticados e altamente precisos de medir as posições das esferas celestes.

Um método que os nossos ancestrais usaram para ajudar a se orientar no céu noturno foi imaginar as estrelas como grupos e ajuntamentos que parecessem com objetos diferentes: um urso, um peixe e assim por diante. Cada tribo diferente de pessoas imaginava um agrupamento diferente, vendo formas diferentes neles. Esses agrupamentos vieram a ser conhecidos como constelações. O próximo passo era conceber o céu como sendo como um disco ou esfera que girava de acordo com um padrão definido. O aspecto importante dessa técnica era a idéia de que os observadores podiam saber as localizações de todos os grupos de estrelas em todos os momentos. Uma vez que a sua ordem estava estabelecida — a primeira constelação sempre seguida pela segunda, e depois uma terceira, e assim por diante até que a primeira aparecesse de novo — encontrando uma constelação qualquer, qualquer uma podia saber onde todas as outras estavam.

Embora os astrônomos em diferentes grandes civilizações da antiguidade vissem imagens diferentes e números de grupos de estrelas, a maioria acabou por dar o próximo salto gigantesco para a frente ao subdividir a esfera celestial rotatória em 360 graus. É impossível saber se essa idéia partiu de uma única cultura e se espalhou para as outras ou se diferentes culturas chegaram ao mesmo método de divisão independentemente. O conceito de um círculo ou esfera ser dividido em 360 graus é atribuído pelos especialistas a ser um reflexo do outro sistema muito importante de numeração desenvolvido por determinadas grandes civilizações da antiguidade ao lado do sistema decimal. Esse sistema, baseado no número 60, é usado para medir o tempo e o espaço e é conhecido como sistema "sexagesimal". Até mesmo antes de o sistema numérico sexagesimal ter tomado forma, acredito que uma importante observação feita pelos antigos pode ter sido a inspiração original para o conceito de 360 graus constituindo um círculo fechado.

Uma das mais importantes descobertas dos nossos ancestrais feita na investigação para acompanhar os padrões das esferas celestes foi o de que o Sol se move para a frente e para trás com as estações ao longo do horizonte oriental quando ele sobe e desce — acabando por passar de um ponto extremo no horizonte para outro e depois fazendo o caminho de volta. Os dois pontos extremos vieram a ser conhecidos como os solstícios, uma expressão que significa "o sol está parado", uma vez que o Sol parecia parar de se mover nesses pontos por dois ou três dias antes de inverter a direção e retomar o seu movimento. O ciclo completo dos movimentos solares de um ponto de solstício ao outro e de volta leva 365 dias e foi reconhecido como constituindo um ciclo completo do Sol conhecido como o "ano". Enquanto observavam isso, os nossos ancestrais podem bem ter contado os dias imaginando cada ponto onde o Sol apareceria no horizonte como um ponto específico, ou marca, no horizonte. Cada "marca", como que entalhada no horizonte oriental, assinalava a localização da elevação do Sol para aquele dia. Ao fazer isso, acabava-se ficando com praticamente, senão exatamente, 180 marcas, descontando o fato de que o Sol iria se elevar na mesma marca durante cada solstício por dois a três dias. Ao se deslocar de um ponto de solstício para o outro e depois voltando, o Sol percorre mais de 360 marcas.

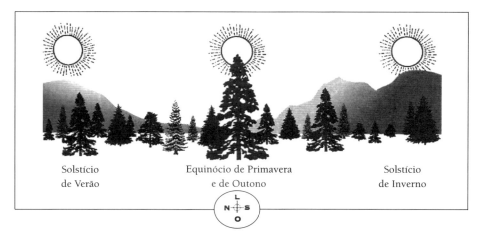

Se contar as marcas do Sol ao se deslocar de um solstício a outro e depois retornar foi ou não a inspiração para conceber os 360 graus como a circunferência de um círculo, essa idéia revelou-se tão valiosa que ainda a usamos hoje em dia. Ao dividir a esfera celestial em 360 graus, medidas mais precisas podiam ser feitas para auxiliar nos esforços dos antigos para acompanhar os movimentos do Sol, da Lua e dos planetas com relação às constelações "fixas". O sistema numérico sexagesimal também se tornaria muito popular e duradouro. Esse sistema seria mais tarde usado para indicar o número de minutos em uma hora e o número de segundos em um minuto. Os chineses baseariam nesse sistema numérico um método importante para medir as influências do yin/yang. Eles chamaram esse método de "os dez troncos celestes e as doze ramificações terrestres" — geralmente chamado de método de "troncos e ramificações" para simplificar. Os troncos e ramificações figuravam com destaque na astrologia chinesa como o meio de determinar as influências exercidas sobre o yin/yang pelos anos, dias e horas. Esse sistema também foi utilizado na medicina chinesa, especialmente na acupuntura.

A Rota Amarela

Enquanto a Terra orbita o Sol, parece aos observadores terrestres que é o Sol que muda constantemente de posição. Os antigos descobriram que podiam determinar esse movimento aparente do Sol em relação às constelações fixas e que ele repetia um padrão entre aquelas constelações a cada ano. A rota anual do Sol entre as constelações veio a ser conhecida como a "eclíptica" no Ocidente e foi chamada de "rota amarela" pelos chineses. Os antigos astrônomos descobriram que a determinação da rota eclíptica permitia um método mais preciso de determinar os solstícios e equinócios do que a observação do movimento para a frente e para trás do sol nascente no horizonte oriental. Finalmente, era preciso fazer medições em que a rota eclíptica servisse como uma espécie de linha mestra. Descobriu-se que a posição dos planetas sempre permanecia bem próxima da rota eclíptica, variando não mais do que cerca de 8 graus acima ou abaixo dela. Essa faixa de 16 graus do céu tornou-se conhecida como o zodíaco no Ocidente e foi a região onde os antigos astrônomos concentraram as suas observações, uma vez que era ali que as esferas celestes móveis podiam sempre ser encontradas.

Embora os astrônomos ocidentais dividissem as estrelas dentro do zodíaco em doze constelações e os chineses as dividissem em 28 constelações, tanto os astrônomos ocidentais quanto chineses acabaram por dividir a faixa do zodíaco em doze seções, cada uma dela consistindo de 30 graus, o que formava um círculo completo de 360 graus do céu que continha as esferas celestiais móveis. Os chineses dividiram a rota amarela (eclíptica) em 24 períodos sazonais de 15 graus cada; esses 24 períodos representavam os aspectos yin/yang das doze divisões mais essenciais de 30 graus. Embora os sistemas astronômicos ocidentais e chineses tivessem algumas diferenças entre si além do número e constituição das suas respectivas constelações, ambos compartilhavam os mesmos sistemas numéricos para orientar os observadores do céu (veja a ilustração da página seguinte). Com o auxílio desses sistemas, puderam ser tomadas medidas mais precisas do céu, incluindo as das cinco estrelas errantes.

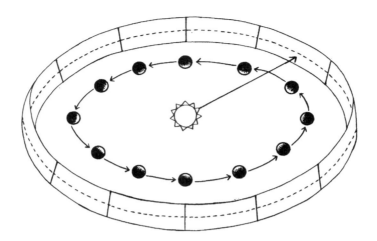

O caminho aparente do Sol foi considerado uma linha mestra fundamental a partir da qual eram feitas as observações das estrelas e dos planetas. Esse caminho veio a ser conhecido como a eclíptica no Ocidente e como a rota amarela pelos chineses. Descobriu-se que o movimento dos cinco planetas permanecia próximo da eclíptica, e uma faixa imaginária acima e abaixo da eclíptica foi determinada e dividida nas doze seções conhecidas como o zodíaco.

Com o auxílio desses importantes avanços nos seus sistemas de medidas, os antigos finalmente resolveram o enigma das cinco estrelas errantes.

Assim como o Sol e a Lua, essas cinco estrelas, na realidade, seguiam padrões repetidos. Havia, então, *sete* esferas móveis no céu cujas posições podiam ser levadas em consideração ao tentar calcular a influência celeste. Ser capaz de explicar as posições dessas sete e entender o que essas posições poderiam significar para a vida humana foi o ponto alto da ciência da antiguidade. Conhecer as suas posições ajudava a aperfeiçoar a capacidade de prever os padrões do clima. Também produziu a crença de que era possível saber alguma coisa da sua influência sobre o destino humano. Quem tivesse o controle desse conhecimento tinha o poder supremo.

Ciclos Dentro dos Ciclos

Hoje em dia é difícil para nós avaliar até que ponto foi grandioso o desenvolvimento da antiga astronomia para os nossos ancestrais. A possibilidade de determinar os movimentos dessas esferas impulsionou a mente humana a desenvolver a sua capacidade de pensar de maneira abstrata nunca antes conhecida. Desenvolver a capacidade de contar o número de dias no ciclo da Lua foi um impressionante passo à frente, uma vez que isso deu aos nossos ancestrais o seu primeiro padrão com o qual podia-se medir o tempo. Quando o ciclo do Sol foi descoberto, a complexidade do sistema antigo de medida de tempo aumentou grandemente, uma vez que o ciclo de 29 a 30 dias da Lua podia então ser contrastado com o ciclo de 365 dias (mais ou menos) do Sol. Era-se capaz não só de determinar eventos por obra da sua ocorrência num dia específico do ciclo da Lua, como uma Lua cheia, mas podia-se também distinguir diferentes Luas cheias em virtude de qual posição o Sol assumia naquele dia. Uma Lua cheia no dia do solstício de verão, por exemplo podia ser distinguida de uma Lua cheia quando o Sol estava numa posição diferente do seu ciclo.

A capacidade de contrastar dois ciclos diferentes expandiu grandemente a capacidade dos nossos ancestrais de distinguir diferenças sutis entre dias diferentes. Isso foi decisivo para o desenvolvimento da antiga astrologia. Uma vez que as órbitas de cada um dos cinco planetas foi descoberta e então confirmada uma por uma, esses ciclos adicionais podiam ser contrastados também. Quando as órbitas de todos os cinco planetas foram finalmente confirmadas, isso deu um total final de sete ciclos que podiam ser contrastados uns contra os outros, criando possibilidades matemáticas que devem ter dado dores de cabeça aos antigos astrônomos.

A exemplo de todos os cientistas mais avançados para a época, apenas um pequeno número de quatro antigos ancestrais teve a capacidade de praticar os cálculos matemáticos necessários para acompanhar esses ciclos. Alguns líderes antigos tinham essa capacidade também; outros empregavam ou então controlavam aqueles que o faziam. Os líderes que controlavam esse conhecimento geralmente o comprovavam mandando construir estruturas que capturavam as posições dessas esferas de maneira previsível. Em todo o mundo, arqueólogos encontraram estruturas construídas de maneiras impressionantemente precisas para captar específicos nasceres do Sol ou pores-do-sol dos ciclos do Sol, da Lua e diversos planetas. A valorização de quanto essa técnica era importante para os povos antigos chegou mesmo a levar ao desenvolvimento de uma nova especialidade científica conhecida como arqueoastronomia, uma combinação dos campos da arqueologia e da astronomia. Os cientistas formados em astronomia e astrologia antiga mostraram o valor inestimável no avanço da nossa compreensão de muitos sítios e artefatos arqueológicos. Embora ainda na sua infância, a arqueoastronomia promete lançar novas e importantes compreensões dos nossos ancestrais.

Assim na Terra como no Céu

O desenvolvimento da astronomia antiga abriu a porta para o início da ciência. Como sempre acontece com os avanços científicos, os novos sistemas que os antigos inventaram para ajudar a sua investigação para finalmente resolver o enigma das esferas celestes acabaram se mostrando úteis em muitas outras áreas de interesse da vida. Todos os métodos de medição do tempo e do espaço podem ser localizados no período dessa busca, assim como os mais importantes métodos da matemática e do cálculo. Os sistemas decimal e sexagesimal — na realidade, o próprio conceito de números em si mesmo — todos devem a existência a essa mesma pesquisa. Por maior que seja a ironia com que a ciência moderna encara a astrologia como um estudo sem nenhuma credibilidade, uma vez que não há outra ciência se não for por meio dos números, da matemática e dos sistemas de medida, a crença dos nossos ancestrais na astrologia se multiplicou. Com essas inovações, todos os traços que constituem o que é chamado de "grandes" civilizações fizeram-se possíveis: projetos de trabalho do setor público em larga escala, comércio e impostos, organização da população em torno de dias comuns de comemoração e assim por diante. Todas as culturas que se organizam com a ajuda da bússola e do calendário, pesos e medidas padronizados, números e a matemática que eles possibilitaram devem essa vocação às inovações dos antigos astrônomos que conseguiram resolver o enigma das esferas celestiais móveis.

Depois de resolvido o enigma, os antigos líderes organizaram a sociedade para espelhar a ordem do céu. Os arqueoastrônomos podem atestar o fato de que muitas das antigas civilizações não pouparam esforços para levar em consideração os pontos cardeais da bússola e a luz ou as sombras produzidas durante os solstícios e equinócios ao construir a estrutura ou monumentos de grande importância. Isso se aplicou não só no caso das pirâmides ou Stonehenge. A atenção a esses detalhes pode ser encontrada em estradas, cemitérios e templos de muitas culturas ao redor do mundo, para não mencionar as suas obras de arte. Não é exagero dizer que entre muitas dessas culturas, as preocupações astronômicas/astrológicas eram a força motriz da sua vida cotidiana.

Além de dar origem a novas tecnologias, o conhecimento e as técnicas aprimorados muito tempo atrás seriam moldados de maneira a se encaixar no agora dominante modelo da ordem celeste. Os povos primitivos haviam aprendido como construir casas ou edifícios cerimoniais, mas então muitos passaram a ser construídos segundo o alinhamento com a bússola e com as portas ou janelas posicionados para captar a luz dos solstícios, equinócios ou o nascimento e o ocaso das estrelas. As pessoas vinham produzindo obras de arte havia muito tempo, mas agora grande parte da arte das grandes civilizações passou a ser centrada em temas astrológicos. Com relação aos chineses, pelo menos, as primeiras gerações tinham descoberto e aprimorado o seu conhecimento de manipulação de pontos doloridos. Nessa época, esse conhecimento seria organizado sob os mesmos temas astrológicos que estavam sendo aplicados a todos os outros aspectos da vida.

A prática de organizar o conhecimento existente segundo o novo paradigma de acompanhar a ordem celeste explica por que o *Clássico do Imperador Amarelo* apresenta os conceitos médicos chineses da maneira como o faz: porque yin e yang eram considerados como sendo o sistema mais primário de classificação; porque as cinco fases de evolução da energia eram consideradas como o sistema primário para decifrar a dinâmica de uma ordem natural em constante evolução; porque existem 365 pontos de acupuntura em doze canais de energia primários e dois canais de energia especiais.

O conceito holístico enfatizado no *Clássico do Imperador Amarelo* que considera os seres humanos como um microcosmo dentro do macrocosmo do universo é um reflexo direto da idéia de que a sociedade deve seguir a ordem do céu. Essa idéia audaciosa era considerada absoluta. Cada parte da criação — da menor até a maior — obedecia a essa ordem, assim a fisiologia humana devia fazer o mesmo. O trabalho do médico era, em primeiro lugar, aprender os detalhes da dinâmica dessa ordem absoluta, depois praticar o reconhecimento de como esses fatores se manifestavam nos seus pacientes, e finalmente como manipular essas dinâmicas para restabelecer a ordem.

As sete esferas celestes guardam a chave para compreender essa ordem universal. As pessoas tendem a se confundir quando tentam compreender os diferentes sistemas do pensamento médico apresentado no *Clássico do Imperador Amarelo,* uma vez que alguns baseiam-se em números pares que se originam nas categorizações de yin/yang e outros usam o método das cinco fases que seguem os números ímpares. Reconhecer que esses sistemas têm a sua origem no Sol, na Lua e nos cinco planetas ajuda a esclarecer essa confusão.

Compreender a relação entre yin/yang e as cinco fases da medicina chinesa é semelhante a compreender como os antigos consideram as sete esferas. O Sol e a Lua foram as primeiras dessas esferas a ser reconhecidas pelos antigos e foram consideradas como as mais importantes das sete. Da mesma maneira, o conceito de yin/yang foi o primeiro reconhecido e de longe o mais importante na ciência chinesa. Conforme mencionei nos capítulos 1 e 2, o antigo conceito taoísta de considerar tudo na natureza em pares de opostos foi deduzido de muitos fatores — os gêneros masculino/feminino, pares de braços e pernas, a inspiração em oposição a expiração e assim por diante. Além de todos esses fatores, a divisão do dia e da noite, governada pelo Sol e a Lua, ocupavam o lugar de maior destaque.

O conceito da lei dos opostos tornou-se arraigado na mente dos antigos muito tempo antes de os ciclos das cinco estrelas errantes terem sido descobertos. Enquanto os antigos se debatiam sobre o que fazer com essas cinco estrelas, eles aprimoravam os seus métodos de mensurar as coisas contando. Eles tinham notado que as pessoas tinham cinco dedos em cada mão e cinco dedos em cada pé. O corpo humano em si tem quatro membros ligados a um quinto componente, o torso no centro do corpo. As pessoas têm cinco sentidos. Muitas plantas têm folhas exibindo padrões de cinco. Dessas e de outras observações, ocorreu aos antigos que a natureza tendia a se expressar em grupamentos de cinco. Ao mesmo tempo que a dualidade do pensamento em termos de yin/yang se arraigava firmemente como o paradigma mais abrangente segundo o qual se considerava a natureza, a nova idéia das coisas serem agrupadas em cinco era vista como uma extensão do agrupamento básico de yin/yang, e as cinco estrelas errantes foram consideradas como uma extensão do Sol e da Lua.

Em essência, as cinco esferas móveis do céu realmente constituíam dois grupos: o primeiro par Sol/Lua e o grupo adicional de cinco. Mais especificamente, como afirmei no capítulo 2, um grupo de cinco era considerado como composto de dois níveis de yin e dois níveis de yang, com o quinto componente sendo a fase de transição neutra. O sistema das cinco fases de evolução da energia foi afinal formalmente desenvolvido como uma extensão do paradigma da lei de yin/yang dos opostos, com a sua ênfase na classificação de fases dinâmicas dos ciclos evolutivos constantes da natureza. O Sol e a Lua eram assim a inspiração primária para o conceito básico de yin e yang ao passo que, conforme ensina mestre Ni, os cinco planetas inspiraram a idéia de explicar o constante processo de ascensão, transformação e declínio do yin e yang como um acontecimento em cinco fases.

Os 365 pontos "básicos" de acupuntura foram identificados como um reflexo direto do ciclo solar de 365 dias. Na verdade, algumas fontes relacionam o número de pontos básicos como 360 ou 361. Acredito que essa discrepância possa ter origem no que expliquei anteriormente sobre contar o número de "marcas" no horizonte oriental, o que levou ao conceito de um círculo subdividido em 360 graus. O número de dias em que o Sol é considerado "parado" quando sobe nos solstícios é difícil de estabelecer. Isso pode ter levado alguns a arredondar os dias de "movimento" para 360 ao passo que outros arredondaram os dias parados a um número par de dois, chegando a 361 dias de movimento. Deixando de lado esses pequenos detalhes, pode-se dizer com certeza que o número de pontos básicos de acupuntura foi fixado para refletir os dias do ciclo solar, a despeito do fato de que se tem conhecimento da existência de muitos outros pontos terapêuticos. Esses pontos adicionais foram finalmente classificados como pontos secundários ou terciários de modo a deixar o primeiro nível de pontos alinhados com o ciclo solar. Todos esses pontos terapêuticos, descobertos por tentativa e erro e originalmente classificados de acordo com as condições de saúde a que se sabia que estavam associados, foram reorganizados sob o novo paradigma de seguir a ordem celeste.

Entendendo os Caminhos

Além do número total de pontos básicos, o conceito de que esses pontos eram lugares centrais ao longo de doze caminhos de qi primários e dois especiais também foi estabelecido refletindo o conceito astrológico. Quando comecei a tentar entender os fatores que levaram os antigos chineses a organizar o sistema de acupuntura/acupressura conforme eles fizeram, não conseguia ver a lógica de ter os 365 pontos sendo divididos entre catorze caminhos de qi. Eu teria entendido se os 365 pontos estivessem em doze caminhos. Pode-se então deduzir que os caminhos estavam ligados aos doze ciclos lunares (meses) e esse sistema estava organizado como um calendário reconciliando os ciclos solar e lunar. Ter aqueles pontos em doze caminhos primários e doze especiais não fazia muito sentido para mim. Qual era a relação entre o ciclo solar (365 pontos) e doze agrupamentos regulares e dois especiais? Descobri a resposta a esse enigma uma vez mais nos ensinamentos transmitidos pela tradição de mestre Ni.

Os dois canais especiais a que me referi dividem o torso exatamente em dois — o importantíssimo terreno do meio. Um corre do lado posterior do reto, sobe pelo centro da espinha e continua sobre o centro do crânio, e então desce para o céu da boca. Este canal é chamado de canal "du" em chinês e se traduz por "vaso governador". O outro canal começa imediatamente à frente do reto e sobe pela linha central da parte anterior do torso, depois sobe pela garganta e termina na língua. Esse é chamado de canal "ren" em chinês, que se traduz como "vaso da concepção". Quando a boca e o reto estão fechados, esses dois canais constituem um circuito conectando as metades esquerda/direita e anterior/posterior do corpo. Esses dois canais são tidos como os que conduzem o qi do próprio centro do corpo (veja a ilustração). Os doze canais regulares ligam-se e desligam-se do circuito constituído por esses dois canais especiais.

Na introdução da sua tradução do famoso oráculo antigo do *I-Ching*, mestre Ni revela que os canais du e ren foram originalmente concebidos com um reflexo da "rota amarela", ou o caminho eclíptico do Sol. Anteriormente neste capítulo, expliquei que os astrônomos antigos dividiam a eclíptica em doze seções de 30 graus cada para ajudá-los a acompanhar os planetas. Esse sistema de organizar o movimento do céu deve ter sido o que inspirou os chineses a organizar o seu sistema de circulação do qi no corpo. Isso explica por que existem doze canais regulares e dois especiais. Os doze canais regulares referem-se às doze divisões do zodíaco e os dois canais especiais relacionam-se à eclíptica.

As estrelas, antes consideradas como sendo luzes espalhadas aleatoriamente, sem nenhum padrão, finalmente vieram a ser consideradas como

CINCO CAMINHOS

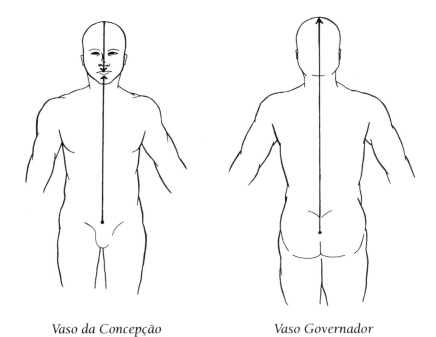

Vaso da Concepção   Vaso Governador

O vaso ren, ou da concepção, juntamente com o vaso du, ou governador, constituem um circuito que corre pela linha média, dividindo o torso e a cabeça em duas partes. Os outros doze caminhos primários do qi ligam-se a esse circuito. Observe que a linha do vaso da concepção também mostra a última parte do vaso governador.

grupos energéticos importantes (constelações), e foram mais bem compreendidas em virtude da sua relação com a rota da eclíptica e as suas doze subdivisões. Do mesmo modo, os pontos terapêuticos foram considerados um fenômeno espalhado aleatoriamente. Atualmente, seguindo o modelo usado para resolver o enigma do céu, eles foram considerados como locais energéticos estratégicos dentro da rede holisticamente interligada que também foi mais bem compreendida como agrupamentos ao redor de uma linha mestra central constituída de doze subdivisões. Ficando próximo a essa linha mestra (os canais du e ren) foram situados os cinco pontos errantes especiais, representados pelos cinco órgãos principais dentro do torso (fígado, coração, baço/pâncreas, pulmões, rins).

Considerando o que foi dito até aqui, torna-se claro que quando o *Clássico do Imperador Amarelo* se refere a um ser humano como um modelo em miniatura do céu, isso não significa uma mera analogia vaga e generalizada. Acreditava-se que o Sol, a Lua, as estrelas e os planetas tivessem uma correlação verdadeira e específica com o corpo humano. As órbitas daquelas esferas foram consideradas como manifestações da circulação do qi dentro do corpo celeste, e foi presumido que o mesmo padrão de circulação do qi também deve acontecer dentro do corpo humano. Muitos pontos de acupuntura/acupressura foram considerados como sendo para o corpo humano o que as estrelas eram para o corpo celeste. Isso pode ser visto no fato de que o termo "celestial" ("tian" em chinês) é o termo mais comum usado no nome dos pontos básicos de acupuntura/acupressura. No capítulo 3, expliquei que muitos desses pontos parecem-se com minúsculos grãos de areia dentro dos músculos. Eles realmente são sentidos pelo tato como estrelas cintilantes perante os nossos olhos — como minúsculos centros de energia. Tanto os cientistas modernos quanto os compositores musicais falam que somos feitos de poeira de estrelas. Os antigos chineses acreditavam que os seres humanos eram feitos de qi estelar, e construíram todo o seu método medicinal com base nessa noção.

Juntando Tudo

Depois que o paradigma da ordem celeste manifestada dentro do corpo humano foi estabelecido e os antigos pontos doloridos terapêuticos foram considerados a essa nova luz, as teorias desenvolvidas sobre os caminhos do qi ajudaram a explicar por que esses pontos tinham as funções reconhecidas pela experiência prática. Por que a estimulação de um ponto no dedo mínimo do pé influencia os olhos conforme pareceu ficar demonstrado no experimento do dr. Cho com a ressonância magnética? Porque o ponto no dedo mínimo do pé está localizado no caminho do qi (subdivisão) que liga aquele dedo com os olhos por meio do cérebro. Futuras contribuições às teorias médicas chinesas seguiram-se a esses temas astrológicos, seja organizadas sob os sistemas de números pares yin/yang, seja os sistemas ímpares baseados nas cinco fases da tríade de yin, yang e a força harmonizadora/de transição.

Ironicamente, na época em que o *Clássico do Imperador Amarelo* foi escrito e reconhecido como um texto médico definitivo cerca de 2.000 anos

CINCO CAMINHOS

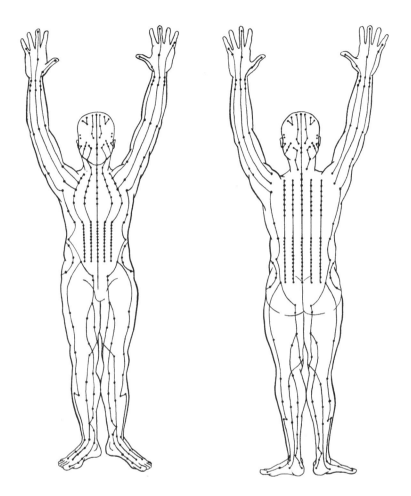

Os antigos chineses, seguindo o modelo do recém-concebido sistema de organizar os planetas e as constelações ao redor da linha central da rota amarela (eclíptica), organizaram os pontos doloridos terapêuticos em doze caminhos regulares (meridianos) em torno da linha (meridianos ren e du) que dividem o torso ao meio.

atrás, as originais inspirações astronômicas e astrológicas para esses conceitos havia muito tempo tinham caído no esquecimento. Os conceitos centrais — yin/yang, as cinco fases e os seus sistemas numéricos correlatos — tinham sobrevivido às eras, mas a maneira como esses conceitos foram estabelecidos se perdeu. Essa perda foi muito parecida com o que aconteceu no Egito com relação às pirâmides ou na Inglaterra com relação a Stonehenge, onde gerações posteriores não sabiam como nem por que essas estruturas tinham sido construídas.

Atualmente, pelo menos podemos compreender a lógica por trás das teorias sobre a medicina chinesa que causaram tanta confusão. Essas idéias não foram simplesmente tiradas de uma cartola como num passe de mágica por alguém num determinado momento do passado. Elas foram adequadamente baseadas nas mesmas noções que os nossos ancestrais desenvolveram para compreender o seu ambiente natural complexo e colocar o mundo ao redor deles num contexto que pudessem entender e transmitir às novas gerações. Os críticos modernos algumas vezes se referem à medicina chinesa como se ela fosse baseada em noções supersticiosas. A esses eu perguntaria: "O calendário se baseia em superstições? E quanto à bússola? Por acaso é supersticiosa a nossa crença de que existem quatro estações, ou assim também a noção de que podemos usar números para compreender a natureza?" Conforme discutirei em maiores detalhes no próximo capítulo, todos esses conceitos eram instrumentos que foram desenvolvidos seguindo as observações astronômicas e temas astrológicos que ajudaram os nossos ancestrais sedentários a enfrentar a vida moderna (sedentária). Eles foram tão competentes que ainda nos baseamos nos seus conhecimentos hoje em dia sem sequer pensar em como eles desenvolveram e se refletem ou não descobertas objetivas ou idéias subjetivas que possam constituir um tipo de superstição. Esses conceitos mostraram-se igualmente úteis aos chineses nas suas tentativas de entender as complexidades da saúde humana e, assim como a bússola e o calendário, continuaram a mostrar-se válidos em todas as gerações desde a sua invenção.

Pode ser impossível para nós hoje em dia avaliar a conexão que os nossos ancestrais tinham com o céu. Ao longo de centenas de gerações, as luzes do céu eram tão importantes para eles como o ar que respiravam ou o alimento que consumiam. Os antigos acreditam que havia uma energia naquelas luzes e que a fonte daquela energia era o Criador de tudo no céu *e também* na Terra. À medida que a capacidade cognitiva dos nossos ancestrais aumentava e eles começaram a reconhecer padrões nos movimentos do céu, a sua conexão com as luzes celestes tornou-se mais consciente. No alvorecer da civilização moderna, houve uma transição sem precedente entre o assombro instintivo que as gerações primitivas sentiam em relação àquelas luzes e a nova compreensão consciente dos seus movimentos como sendo um enigma perturbador finalmente resolvido.

Nas gerações recentes, a ciência moderna parece ter afastado do nosso campo de interesse o assombro e a conexão espiritual em relação àquelas luzes celestes. Temos rotulado esse tipo de idéias tanto como um atraso quanto nosso modelo mecanicista da natureza insiste em explicar que aquelas luzes não são nada mais do que reações nucleares de partículas elementares completamente independentes dos embates de humanóides num minúsculo planeta entre bilhões de galáxias. Ironicamente, apesar da pressão da ciência moderna, parece estar acontecendo uma interessante reviravolta. O assombro está retornando à ciência do céu. Uma nova compreensão da enormidade, complexidade e interconexão do universo está acontecendo ao mesmo tempo que o telescópio Hubble e outras fontes de informações captam imagens impressionantes das regiões mais remotas do espaço. Os cientistas atualmente são capazes de testemunhar as três fases de nascimento, amadurecimento e morte de estrelas e até mesmo de galáxias inteiras. A majestade e a magnitude do que atualmente vem à luz inspira alguns cientistas a considerar uma mão divina por trás da beleza de tudo. Se essa tendência continuar, as gerações futuras podem uma vez mais tornar-se mais receptivas à idéia da união entre ciência e espiritualidade, e os modelos médicos que buscam encontrar uma relação entre a ordem do céu e a do organismo humano podem não parecer assim tão distantes da realidade.

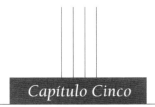

Capítulo Cinco

PENSANDO EM TERMOS DE YIN/YANG

Existe uma lenda segundo a qual quando o Imperador Amarelo tinha apenas 16 anos de idade, a sua tribo, o povo de Han, foi atacada pelas forças conjuntas de nove tribos vizinhas. Mesmo ainda tão jovem, o rapaz que se tornaria o Imperador Amarelo era respeitado por ser muito inteligente, forte e sincero, e os integrantes da tribo pediram-lhe para liderar a batalha contra os agressores. Depois de sofrer a primeira derrota, o Imperador Amarelo orou aos espíritos da Ursa Maior e inspirou as suas tropas a fazer o mesmo; então, suas forças rechaçaram os invasores. Essa lenda ressalta com que intensidade os antigos chineses acreditavam na importância das luzes do céu para a vida na Terra. A conexão do Imperador Amarelo com o céu foi fundamental para ajudar as suas tropas a encontrar meios pelos quais pudessem derrotar os inimigos. Essa compreensão do céu também propiciou a ele um minucioso estudo das técnicas de cura conhecidas, uma vez que esse conhecimento também era considerado como um reflexo das influências celestiais.

Depois de unir o seu povo nesse importante esforço defensivo, o Imperador Amarelo começou a organizar a sociedade com sistemas formais baseados na ordem do céu. Para tanto, ele buscou a ajuda dos melhores e mais inteligentes, especialmente os sábios mais esquivos — os taoístas — que prefeririam viver como eremitas no alto das montanhas, longe das grandes povoações. No capítulo 1, comentei a crença taoísta de que os seres humanos possuíam antigamente um equilíbrio entre as suas duas naturezas, física e espiritual (yin e yang), o qual fora perdido quando o aspecto físico da vida foi mais valorizado. Essa perda de equilíbrio tinha começado na época do Imperador Amarelo. Os sábios taoístas eram aqueles que tinham conseguido manter ou restaurar o seu equilíbrio, e o Imperador Amarelo buscou o auxílio deles para conseguir aplicar aquela atuação equilibrada na sua administração.

Por causa da sinceridade do Imperador Amarelo em pedir ajuda ao seu povo naquele período crucial, os mestres taoístas, normalmente esquivos, deixaram-se convencer a compartilhar alguns dos seus conhecimentos ancestrais, incluindo as suas percepções com relação à ordem das esferas celestes. A marca registrada da administração do Imperador Amarelo foi a capacidade dele de reunir o profundo conhecimento dos antigos e incorporar esse conhecimento aos sistemas sociais de uma grande civilização em formação. O *Clássico do Imperador Amarelo* oferece sugestões desse estilo de administração. A maneira como ele propõe as perguntas aos seus maiores médicos da corte mostra que, embora às vezes ele seja muito instruído em relação a um determinado assunto, não hesita em se submeter à opinião dos verdadeiros especialistas. Ao fazer determinadas perguntas, ele leva os especialistas a dar detalhes sobre assuntos que o Imperador Amarelo, embora tenha uma compreensão generalizada, faz questão de que os detalhes fiquem claramente estabelecidos para o registro.

Como resultado da colaboração dos sábios taoístas, os conceitos inspirados nos conhecimentos astronômicos de yin/yang, qi e as cinco fases foram formalizados, tornando-se os fundamentos da administração do Imperador Amarelo e dos costumes sociais do povo Han. As futuras gerações seguiriam esses costumes até que os últimos líderes perderam contato com o Tao e a "era de ouro dos líderes sábios" sucumbiu ao inevitável declínio (yin) que deve seguir toda ascensão (yang). O declínio que se seguiu ao fim da era de ouro dos líderes sábios coincidiu mais ou menos com o declínio de outras grandes civilizações da antiguidade como a dos egípcios ou minóicos. As últimas gerações de líderes chineses mantinham-se no poder pela força e não pela virtude e reivindicavam o seu mandato do céu como um direito de nascença pelo parentesco em relação aos líderes precedentes ou por meio de golpes violentos. Com um conhecimento irrisório da ordem natural, eles alimentavam crenças supersticiosas segundo as quais demônios e espíritos ancestrais governavam o mundo. No entanto, por causa do conhecimento oral transmitido pelos sábios taoístas entre seitas secretas, os conhecimentos fundamentais da era de ouro chinesa ressurgiria por volta de 500 a.C., quando o "Mestre Eterno", o venerável sábio Lao Tzu, quebrou a tradição hermética secreta e começou a ensinar os conhecimentos antigos abertamente para as pessoas. Nos séculos seguintes, muitos dos conhecimentos antigos ressurgiram, embora nunca mais se tornassem verdadeiramente a norma para as massas nem o modelo para os líderes futuros.

Acredito que foi durante esse período que muitas das técnicas antigas, incluindo a acupuntura e as teorias por trás da medicina chinesa, uma vez mais começaram a retornar ao domínio público. A lacuna nos registros que ocorreu durante o período em que essas técnicas foram limitadas a tradições secretas fez com que os pesquisadores acreditassem que a acupuntura fosse inventada nesse momento de ressurgimento um pouco mais do que 2.000 anos atrás. Os pesquisadores modernos nos informam que o *Clássico do Imperador Amarelo* foi compilado por vários autores por volta de 200 a.C. e que esses autores erroneamente atribuíram as suas idéias ao Imperador Amarelo e a sua corte para dar mais peso à sua autoridade. Mais interessante ainda, nenhum daqueles que acreditam que a prática da acupuntura e as teorias por trás dela surgiram nesse período são capazes de lançar alguma luz sobre tais detalhes fundamentais de como os pontos de acupuntura foram marcados, quem poderiam ter sido esses primeiros autores ou por que eles teriam escolhido usar um líder fictício de 3.000 anos no passado como porta-voz de um "novo" método de cura.

Yin/Yang Revisitados

Apesar das diferenças de opinião sobre exatamente quando a acupuntura começou a ser usada, quem a inventou, ou que inspiração original estava por trás dela, está claro que desde a época do *Clássico do Imperador Amarelo* as teorias por trás da acupuntura giram em torno do conceito de yin/yang. Já comentei amplamente o conceito de yin/yang mas ainda não tratei plenamente do seu aspecto mais profundo (e incerto), ou seja, *o que fala sobre como os seres humanos percebem o mundo ao seu redor*. Um aspecto essencial da filosofia taoísta contempla o funcionamento da mente. Nos primeiros capítulos, expliquei a idéia de um três-em-um e o papel central que o ponto médio de equilíbrio desempenha nessa tríade. A filosofia taoísta ensina que, embora o qi seja o ponto médio entre os reinos espiritual e material como um todo, a mente humana representa o ponto médio entre o corpo físico e natureza espiritual do ser humano. Assim como o fulcro entre yin e yang, é necessário ter uma mente equilibrada para chegar ao pleno potencial individual. Por causa dessa crença, um importante mas facilmente desprezado componente do folclore taoísta envolve remontar às origens da evolução do pensamento humano.

Um dos fundamentos da ciência moderna é o valor que ela atribui à objetividade. Os cientistas se preocupam em ser objetivos ao máximo, fazendo as suas observações sem noções preconcebidas. No entanto, por mais que se considere a objetividade como um objetivo superior, é particularmente impossível escapar das influências dos preconceitos culturais de cada um. Nós nos vemos destinados a ter o nosso ponto de vista corrompido pelo dogma cultural subjetivo de qualquer sociedade e período de tempo em que por acaso nascemos uma vez que esses fatores permeiam as perspectivas básicas com que consideramos o mundo ao nosso redor. Esses sistemas de crenças nos são ensinados quando ainda somos crianças, assim como os meios de sobreviver, antes que tenhamos alguma chance de avaliar essas crenças por conta própria de um ponto de vista maduro. Até mesmo Einstein foi incapaz de vislumbrar além dos dogmas antigos quando não conseguiu explorar a possibilidade de que as "estrelas fixas" não estão fixas e que o universo está se expandindo.

O folclore taoísta ensina que os nossos primeiros ancestrais humanos eram seres altamente inteligentes, ainda que extremamente inocentes. Por incontáveis gerações, eles aprenderam as técnicas de sobrevivência com os mais velhos, mas ninguém lhes disse como pensar sobre o mundo ao redor de uma maneira crítica porque ninguém tinha ainda formado nenhum julgamento. Os taoístas vieram a reverenciar os seus ancestrais pré-históricos porque os consideravam os únicos representantes da humanidade verdadeiramente objetivos — livres dos preconceitos culturais que dominariam a posteridade. Mestre Ni se refere a esses seres primordiais como os únicos "cientistas de verdade" — ou seja, os únicos observadores da natureza inteiramente objetivos. Com o passar do tempo, esses seres inocentes chegaram a algumas conclusões sobre a natureza e o lugar da humanidade dentro do grande esquema das coisas. Eles foram a única era de humanos a fazer isso por conta própria — sem ser ensinados como aplicar o seu julgamento consciente antes de ter amadurecido o suficiente para chegar às suas próprias conclusões. As conclusões a que esses cientistas de verdade chegaram formaria as bases do que as gerações posteriores rotulariam de "taoísmo".

> *O Tao, como a Verdade absoluta do universo, é indefinível e ambíguo.*
> *Embora seja indefinível e ambíguo, revela-se em imagens e formas.*
> *Indefinível e ambíguo, exibe-se como substância indescritível.*
> *Fugaz e indistinto, mostra-se como essência sutil e impalpável.*
> *Essa essência, apesar de tão sutil, é extremamente real.*
> *É a fonte original de toda a criação.*
> *Existiu antes dos tempos primordiais e apenas o seu nome é novo.*
>
> Citação do capítulo 21 do *Tao-Te King*, traduzido por Hua-Ching Ni.

Lao Tzu costuma ser identificado como o fundador do taoísmo. Embora possa ter sido o primeiro a usar o termo "Tao" no contexto atual, sua linhagem é a mesma dos sábios muito anteriores ao Imperador Amarelo. Essa linhagem remonta até a idade dos observadores objetivos e inocentes da natureza que se conscientizaram da essência sutil, impalpável, indefinível e ambígua que constitui a fonte original de toda a criação e que só mais tarde seria identificada como "Tao".

> *Antes do nascimento do Céu-e-Terra,*
> *existia algo sem forma e completo em si mesmo.*
> *Impalpável e eterno, silencioso e imperturbável, solitário*
> *e imutável,*
> *ele se manifesta absolutamente e reproduz-se incansavelmente em todas as*
>   *dimensões.*

*Pode ser considerado como a Mãe de todas as coisas.
Muito além da compreensão mental deficiente da humanidade,
não pode ser mencionado por nenhum nome exato.
Ainda assim pode ser identificado como Tao,
a natureza absoluta do universo.*

Citação do capítulo 25 do *Tao-Te King*, traduzido por Hua-Ching Ni.

Os sábios concluíram que a maneira pela qual o Tao "se manifesta", gerando tudo ao nosso redor, pode ser localizado na interação entre as forças polares que eles terminaram por chamar de "yin" e "yang". Essa conclusão foi fortemente influenciada pelos fatores que já discuti: o Sol e a Lua, os dois gêneros entre as espécies e assim por diante. O processo de geração foi também chamado de "encontro místico" de yin e yang.

*A essência sutil do universo é eterna.
É como uma fonte inesgotável de vida
    que flui para sempre em um vale imenso e profundo.
É chamada de Fêmea Primordial, a Origem Misteriosa.
A operação de abrir e fechar
    do sutil Portão da Origem
    desempenha o Encontro Místico do universo.
O Encontro Místico produz todas as coisas desde a esfera invisível
    para o reino do manifesto.
O Encontro Místico de yin e yang é a origem da vida universal.
Sua criatividade e eficácia são ilimitadas.*

Capítulo 6 do *Tao-Te King*, traduzido por Hua-Ching Ni.

Embora a observação objetiva dos sábios do constante fluxo e refluxo da natureza — o nascimento e o ocaso do Sol, a Lua crescente e minguante, a alternância das marés, a mudança das estações e assim por diante, inspiraram o seu pensamento com relação ao Tao e às forças polares de yin e yang, a consciência do Tao das gerações posteriores declinou à medida que era dada ênfase aos desenvolvimentos físicos/materiais. Durante essa época, aconteceu a ascensão de conceitos subjetivos e a subseqüente perda de objetividade. De acordo com o folclore histórico taoísta, a ascensão dos conceitos subjetivos, mais do que nenhum outro fator, marcou o declínio da era de ouro da inocência. Para compreender melhor esse relato da história, é necessário esclarecer a diferença entre uma observação objetiva e um conceito subjetivo. Para tanto, vou retornar àqueles métodos importantíssimos que os nossos ancestrais desenvolveram para mensurar tempo e espaço.

Objetividade vs. Subjetividade

No capítulo anterior, mencionei como a observação de que o Sol se ergue em um lugar diferente no horizonte oriental influenciou o desenvolvimento do calendário. A descoberta pelos antigos de que o Sol nascente muda de um lado para outro e de um ponto extremo do horizonte para outro é um exemplo de uma observação objetiva. Qualquer pessoa observando esse mesmo incidente chegaria à mesma conclusão. A decisão de isolar um movimento completo de vaivém e considerá-lo um "ciclo" e designar esse ciclo como uma unidade de tempo (um ano) não foi uma observação objetiva com que todos os observadores necessariamente concordariam. Ao contrário, a idéia de rotular esse fenômeno como tal foi um conceito subjetivo que foi o produto da imaginação humana em vez de um traço objetivo da natureza. Nossos ancestrais não *descobriram* que o ciclo solar leva "um ano" ou que o nascente acontece no horizonte "oriental". Eles inventaram conceitos formais e objetivos de tempo e espaço como um meio de localizar os fenômenos naturais que observavam em uma perspectiva que pudessem compreender e comunicar aos outros.

Outro exemplo: na realidade, não existem quatro estações em nenhum sentido objetivo; alguém simplesmente inventou isso. Poderíamos simplesmente dizer para facilitar que existem duas estações ou 22. O mesmo se aplica em relação às direções da bússola. A idéia de que existem quatro direções cardeais no espaço é uma invenção subjetiva da imaginação humana. Assim como acontece no caso das estações, não existe nada inerente na natureza que exija que designemos quatro direções no espaço. O fato de que os nossos ancestrais tenham escolhido fazer isso reflete um tipo de raciocínio subjetivo — uma "fórmula de raciocínio", se você preferir, que se fundiu durante a fase em que as pressões de lenta fermentação da vida constituída e até mesmo a mais lenta fermentação das descobertas das observações celestiais, atingissem uma massa crítica.

Alguns podem pensar que os conceitos de tempo e espaço e os métodos que usamos para medi-los são uma função natural, objetiva da mente humana moderna — que somos "dotados" para perceber o mundo ao nosso redor dessa maneira. No entanto, as lendas folclóricas taoístas nos dizem que não é esse o caso, e isso é fundamentado por evidências que sugerem que esses conceitos surgiram inicialmente logo antes do surgimento das grandes civilizações um pouco além de 5.000 anos atrás, e certamente não antes do fim da última Idade Glacial, 10.000 anos atrás. Quando se considera que os seres humanos modernos, o *Homo sapiens sapiens*, surgiram pelo menos 150.000 anos atrás e tinham substituído todas as outras formas de *Homo sapiens* por volta de 30.000 anos atrás, faz sentido atribuir o surgimento desses conceitos a um funcionamento natural da mente humana moderna. Em vez disso, esses conceitos refletiam essa nova fórmula de pensamento subjetiva a que me referi e cuja utilidade demonstrei, a ponto de terem sido formalizadas nesse período decisivo e então transmitidas por sucessivas gerações — até e incluindo a nossa mesma.

Uma maneira de considerar a influência dessa fórmula de pensamento sobre o desenvolvimento humano é comparar a mente humana a um computador. Embora os computadores tenham certas capacidades básicas como a velocidade de processamento e a capacidade de memória, eles requerem programação para colocar essas potencialidades em ação. Os conceitos de medidas a que me referi ofereceram uma nova programação eficaz para a mente humana, permitindo àqueles que aprendessem esses métodos processar as informações, por assim dizer, de uma maneira nova e interessante. O grande valor prático dessa programação, juntamente com a facilidade com que poderiam ser transmitidas aos outros, fez com que ela se espalhasse como um incêndio. Hoje em dia, a grande maioria das pessoas no mundo continua a utilizar esse método de pensamento sem tomar consciência de que é um programa subjetivo.

A essência desse programa é um conceito muito básico em que um par de opostos é estabelecido e então as medidas são feitas contrastando-os, isto é, em virtude de onde algo se situa em relação àqueles opostos. A maneira pela qual o Sol nascente muda para um lado e para o outro no horizonte oriental é um exemplo disso. O par de opostos que é estabelecido é o dos dois solstícios — os extremos norte e sul do movimento do Sol ao longo do horizonte. Os dias são então medidos individualmente pelo contraste desses dois, calculando onde o Sol aparece no horizonte em relação àqueles opostos. Os equinócios, por exemplo, encontram-se bem no meio desses dois opostos. Todas as grandes civilizações antigas utilizaram esse programa. Os pontos da bússola foram estabelecidos de acordo com a mesma fórmula: foi estabelecido um par de opostos consistindo de norte (inspirado pela Estrela do Norte) e sul, e então pôde ser estabelecida a localização de um objeto por se discernir onde ele estava em relação a esses dois opostos. No caso da bússola, foi estabelecido um segundo conjunto de opostos (oeste/leste) e os dois conjuntos contrastavam entre si. O processo de subdividir um par de opostos em dois pares de opostos é chamado de quarteamento. O quarteamento, assim como fatiar uma torta em quatro partes, era a aplicação mais comum dessa programação, conforme pode ser visto não só em relação ao quarteamento do espaço em quatro direções mas também em quartear um ano em quatro estações. Para os chineses, o quarteamento também é expresso no conceito das cinco fases, conforme mencionei no capítulo 2.

A Floresta vs. as Árvores

O que essa programação permite que as pessoas façam é decompor o mundo holisticamente interconectado ao redor delas em pedaços mais controláveis — pedaços de tempo e espaço mensuráveis. Isso parece natural para nós hoje em dia, mas a prática de fazer isso representou uma mudança radical no pensamento humano. Por mais difícil que seja para nós imaginar, os nossos ancestrais pré-civilizados não tinham a programação mental que lhes permitisse perceber o seu ambiente como sendo constituído de coisas "individuais". Como um exemplo do que estou querendo dizer, considere a maneira como observamos as "partes" que constituem um ser humano isolado. Quando observamos um dos nossos semelhantes, podemos identificar muitas partes, como os dez dedos das mãos e dos pés, dois braços e pernas, um torso e assim por diante. Embora possamos rotular essas coisas como "partes" individuais, entendemos que essas partes não são realmente individuais ou separadas. Você nunca veria nenhuma dessas partes, como alguns dedos ou uma perna, por exemplo, andando por aí por conta própria. Essas supostas partes apenas existem como componentes integrantes de um todo, um sistema maior.

Os nossos ancestrais pré-civilizados observavam o mundo ao redor deles da mesma maneira que observamos as partes que constituem um ser completo. Quando eles observavam uma floresta, por exemplo, podiam distinguir uma árvore da outra e um cervo aqui de um urso ali, mas não viam essas coisas como um fenômeno isolado, individual, mais do que pensaríamos dos dedos dos pés ou de um torso como separados. Eles viam todas as partes da floresta, incluindo outras pessoas e aquele que fazia a observação (si mesmo), como componentes integrantes da floresta como um todo. Embora esses conceitos holísticos estejam se tornando bem conhecidos nos nossos dias, e as pessoas gostem de dizer coisas como "Somos todos partes de um todo", afirmações como essa são mais uma reflexão de uma atitude esperançosa do que a maneira como nós realmente nos percebemos em relação ao nosso ambiente. Quando a maioria de nós observa uma floresta hoje em dia, vemos cervos, ursos e pessoas como coisas individuais acabadas que por acaso se encontram na floresta. Não as vemos como sendo os dedos dos pés, braços e pernas de um ser acabado, como acontecia com os antigos. Se agíssemos assim, os cientistas modernos saberiam que não poderiam existir coisas como um observador distanciado dos experimentos. Os nossos ancestrais intelectualmente ingênuos não só falavam a língua do holismo — a interconexão holística era tudo o que eles conheciam.

> Um ser humano faz parte do todo, chamado por nós de Universo, uma parte limitada no tempo e no espaço. Ele percebe a si mesmo, aos seus pensamentos e sentimentos, como algo separado do resto — uma espécie de ilusão de óptica da sua consciência. (Albert Einstein)

Quando Einstein comentou que a maneira como nos percebemos como indivíduos é uma espécie de ilusão de ótica na nossa consciência, ele usava uma terminologia semelhante à encontrada em muitas das tradições orientais. Os budistas, por exemplo, referem-se ao ego humano como uma ilusão que nos cega e assim nos separa do todo maior. A idéia de que nós, como pessoas, somos "indivíduos", separados de todos os outros, costuma ser mencionada como uma ilusão ou um sonho naquelas culturas. Encontramos temas semelhantes entre as poucas tribos remanescentes de caçadores-coletores e outras culturas sedentárias mais simples que vêem fortes ligações entre as pessoas e o seu ambiente. Muitas dessas culturas consideram a Terra como a sua mãe, o céu como o seu pai e os animais e outros seres vivos como os seus irmãos e irmãs. O grande filósofo taoísta Chuang Tzu, que expandiu os ensinamentos de Lao Tzu e é considerado o segundo personagem mais importante do pensamento taoísta, ensinava isso também. Chuang Tzu tinha um senso de humor malicioso e tinha um certo prazer em caçoar das pessoas em relação à sua certeza quanto ao seu sentido de individualidade. Em um ensinamento ele questiona a noção de que somos indivíduos pela análise da pergunta "O Eu existe mesmo?" O seu mais famoso ensinamento é aquele no qual ele contava um sonho que tivera depois de adormecer num campo florido numa tarde de primavera. Ele sonhara que era uma linda borboleta flutuando na brisa, sem se preocupar com o mundo. Quando acordara não estava certo se era um homem acordando de um sonho em que era uma borboleta, ou se era uma borboleta sonhando que era um homem.

Artista Antigo

Evidências da mudança de pensamento de pessoas que assumem a interconexão de todas as coisas à "ilusão de ótica" de ver as coisas como fenômenos individuais, separados do observador, podem ser vistas nas mudanças que aconteceram nas obras de arte primitivas. Só recentemente começamos a dar valor ao papel fundamental que a arte desempenhou na vida dos nossos mais antigos ancestrais e como isso pode nos ajudar a aumentar a nossa compreensão sobre a sua maneira de pensar. Um bom exemplo do papel importante que a arte desempenhou na expressão dos pensamentos dos nossos ancestrais pré-históricos pode ser observado nos entalhes e pinturas (conhecidos como petróglifos entre os cientistas e chamados *yan hua* na China) encontrados na encosta de uma montanha numa região da Mongólia Central conhecida como as Montanhas Yin. Muitos milhares desses entalhes foram feitos em uma vasta encosta de montanha abrangendo uma área de aproximadamente 70 metros de altura por 120 metros de largura. Ainda mais notável do que o tamanho considerável desse sítio é o fato de que esses entalhes foram feitos ao longo de um período de cerca de 10.000 anos. Você é capaz de imaginar algum grupo de pessoas fazendo alguma coisa continuamente durante 10.000 anos? Milhões de entalhes e pinturas semelhantes foram encontrados em todo o mundo.

Embora não tão grande nas suas dimensões físicas, o mais famoso e impressionante exemplo do nível altamente sofisticado da arte pré-histórica pode ser visto nas numerosas pinturas em cavernas encontradas na Europa, especialmente na França. A maioria dessas pinturas encontra-se no fundo de abóbadas de cavernas interligadas e requer que os artistas ou quem queira vê-las se esgueire por passagens estreitas para chegar às galerias totalmente às escuras. Os especialistas em arte concordam que essas pinturas, cujas idades variam de 10.000 a mais de 30.000 anos, mostram um domínio real dos conceitos de forma, espaço e cor. Alguns desses desenhos até mesmo aproveitam os contornos das paredes das cavernas, produzindo um efeito quase tridimensional.

Uma coisa que essas pinturas em cavernas ou arte rupestre não mostram, contudo, é nenhum conceito de um limite interior enquadrando essas obras. Nem existe nenhum sinal do conceito de formas geométricas. Em outras palavras, não há sugestão do conceito de circunscrição ou divisão do espaço — nenhuma tentativa de escavar um trecho definido do espaço holisticamente interconectado. Até onde sei, nenhuma obra de arte — esculturas, desenhos padronizados em tecidos de lã, cerâmica e assim por diante — da época pré-sedentária, mostra algum limite imposto pelo homem ou desenhos geométricos que demonstrem o conceito de enquadramento ou divisão do espaço. (Existem alguns achados de seixos planos pintados com desenhos como uma cruz ou um círculo com um ponto no centro encontrados entre algumas tribos de caçadores no período imediatamente anterior à vida sedentária complexa. Essas formas, contudo, não foram consideradas como obras de arte de nenhuma maneira concreta até que as pressões da vida sedentária começaram a ser sentidas.) Tais limites e desenhos parece ter aparecido inicialmente em várias formas de cerâmica que começaram a ser produzidas imediatamente antes do advento das grandes civilizações. Nesse estágio, desenhos como a cruz (o símbolo do quarteamento) e formas como o círculo, o quadrado e o triângulo aparecem subitamente em vários artefatos artísticos. A partir desse momento, quase todas as obras de arte foram criadas com limites, como um círculo ou um quadrado, criando um campo circunscrito que pode então ter sido subdividido por uma cruz ou outros padrões geométricos.

Simplesmente, pode não ser o caso de que os artistas pré-históricos não tinham a inteligência ou o funcionamento cerebral potencial para criar limites e desenhos geométricos. Eles tinham os mesmos cérebros que os artistas posteriores e o seu domínio da forma artística mostra uma inteligência elevada e uma completa apreensão das formas naturais. Ainda assim, as suas obras geralmente se sobrepõem umas às outras, mostrando uma completa falta de consideração pela idéia de dividir o espaço ou separar formalmente uma coisa de outra. Entre nós, hoje em dia, esse tipo de arte chega como algo desleixado ou mesmo infantil.

Isso acontece porque fomos ensinados desde crianças a dividir o espaço e manter as proporções, além de colorir "dentro das linhas". Os artistas pré-históricos não sabiam como dividir linhas porque a ilusão de ótica da consciência humana de que Einstein falou ainda não tinha ocorrido. O mundo deles era um mundo de interconexões sobrepostas. Com essa visão de mundo, as árvores da floresta não estavam claramente separadas do cervo, o cervo do urso, nem nenhuma dessas partes sequer do próprio observador. Até mesmo os sonhos deles, como foi o caso da história de Chuang Tzu, não estavam claramente separados de quem sonhava ou o estado de sonho do estado de vigília.

Assim como os seus ancestrais caçadores-coletores, os bebês humanos modernos não conhecem o conceito de contrastar os opostos. Nós programamos as nossas crianças com esses conceitos quando enquadramos as coisas para elas dentro de contextos relativos de bom/mau, certo/errado, grande/pequeno, esquerda/direita, pesado/leve, acima/abaixo e assim por diante. Também as ensinamos sobre os números que seguem o mesmo formato: par/ímpar, positivo/negativo, inteiro/fração, e como fazer cálculos com números por adição e subtração, multiplicação e divisão. Transmitimos o conceito de infinitos pares de opostos, com os quais são criados os limites, os seus conteúdos subdivididos e as partes separadas do todo. A mente inocente das crianças é facilmente programada dessa maneira, uma vez que durante os seus anos de formação elas são totalmente expostas a esse tipo de pensamento.

Virtudes de um Bloco de Pedra Intocado

Comecei aos poucos a entender que esses conceitos são um modo de programação mental e não um atributo automático da mente humana depois de exposta a uma maneira diferente de pensamento nos meus anos de estudo da filosofia e da espiritualidade taoístas. Um tema básico da filosofia taoísta é encorajar a pessoa a simplificar a própria vida, especialmente a sua maneira de pensar. Os estudantes desses ensinamentos aprendem diferentes métodos para restaurar as suas características originais, especialmente métodos de desprogramação da mente. As práticas de meditação são empregadas para encorajar a mente a se fixar numa espécie de estado neutro em que a programação pessoal não exerça influência. Esse estado neutro não significa que a pessoa não tenha pensamentos ou emoções mas, ao contrário, que estes acontecem como reações espontâneas às circunstâncias, sem a interferência de noções de programação preconcebidas.

Um bom exemplo do ponto de vista taoísta sobre esse assunto da programação mental subjetiva pode ser encontrado no capítulo 28 do *Tao-Te King*. (Outro exemplo disso é dado no apêndice B.) Nesse ensinamento, Lao Tzu encoraja os leitores a retornar à "integridade absoluta de um bebê recém-nascido" e a "simplicidade original de um bloco de pedra intocado". Ele prossegue: "Quando o bloco intocado é moldado em ferramentas e vasos utilitários, as suas características originais se perdem."

O bloco intocado a que Lao Tzu se refere nesse ensinamento é a mente humana impessoal, natural. Ele explica o que acontece quando ela é programada com o sistema subjetivo de pensamento que eu estava discutindo. Talvez nenhum outro ensinamento capte de maneira mais sucinta o paradoxo do antigo pensamento taoísta do que o verso referente ao acontecimento da perda das características originais como o resultado do ganho de utensílios e vasos úteis — outro exemplo da gangorra de yin/yang. Muitos ensinamentos taoístas parecem lamentar as mesmas mudanças em tecnologia e capacidade cognitiva que a cultura ocidental considera como representativa de grandes progressos. Os taoístas acreditavam que a idade de ouro deles ocorreu durante as inúmeras gerações quando os ancestrais caçadores-coletores deles viveram em comunhão com a natureza e tinham uma mente inocente tão pura e livre de condicionamentos como um bloco intocado. A única programação mental deles era a da própria natureza interconectada; portanto, eles percebiam a si mesmos em verdadeira comunhão com a natureza, uma parte integrante do universo holisticamente interconectado. Finalmente, uma nova programação mental apareceu, e embora isso permitisse às pessoas desenvolver novas tecnologias convenientes, também fez com que as pessoas se percebessem como sendo separadas do ambiente vizinho. Elas começaram a ver o seu ambiente como sendo composto de coisas individuais que eram definidas por um limite fixo e que essas coisas eram elas mesmas constituídas de partes menores isoladas.

Chuang Tzu e outros filósofos taoístas proclamaram que essa perda de um sentido de interconexão foi a causa de todos os problemas da vida civilizada porque ele gerou sentimentos de inveja, competição e modo de pensar egoísta. Se a pessoa realmente acredita que todas as pessoas são uma só, de quem pode ter inveja ou com quem irá competir? Será que os dedos do pé de uma pessoa competem com os próprios dedos da mão ou o fígado tem inveja do baço da mesma pessoa? Os taoístas consideram essas perguntas não como meros quebra-cabeças filosóficos mas como a chave para compreender o sofrimento da humanidade. Quando taoístas como Lao Tzu e Chuang Tzu falaram dessa perda de interconexão e o valor de restaurar a simplicidade original da mente como algo como um bloco intocado, eles o fizeram com um desejo profundo de ajudar os seus semelhantes a superar a ilusão da individualidade — a fonte da competição egoísta que tomou conta da sociedade.

Quando a programação mental subjetiva apareceu pela primeira vez e a ilusão de ótica se espalhou pela consciência humana, os que mais tarde seriam chamados de "taoístas" representavam uma rara espécie — os verdadeiros cientistas que compreendiam a utilidade da nova programação mas ainda percebiam objetivamente toda a Criação como uma unidade. Os taoístas reagiram a esse novo desenvolvimento formalizando os conceitos de yin/yang que tenho comentado ao longo deste livro. Na superfície, esses conceitos pareciam reforçar ou fundamentar a nova programação — como os romanos faziam, por assim dizer. Na realidade, os conceitos de yin/yang desenvolvidos pelos antigos taoístas continham uma distorção sutil mas fundamental que visava manter as pessoas longe da nova programação mental e corrigir a ilusão de ótica na consciência delas. Usando uma analogia moderna, pode-se até mesmo dizer que a nova programação mental era como um vírus de computador que corrompeu a função de processamento de dados e então se espalhou para os outros computadores, fazendo com que a maioria se visse e a todos ao redor como coisas separadas, individuais, em vez de parte do todo. Os taoístas reagiram desenvolvendo um programa de antivírus yin/yang cuja meta era restaurar o processamento de dados objetivos da mente humana. Esse antivírus yin/yang foi aplicado ao desenvolvimento de muitas habilidades importantes, incluindo as artes terapêuticas, na esperança de que os que as aprendessem e praticassem pudessem ter a sua objetividade restaurada.

A medicina chinesa, ao lado de técnicas como as artes marciais, a agricultura, a música e outras, desenvolveu-se a partir desse antivírus yin/yang. O motivo pelo qual os conceitos de qi, yin/yang e as cinco fases nos parecem tão misteriosos hoje em dia e até mesmo para o povo chinês depois da perda da inocência da era de ouro, é que eles se baseiam em idéias que foram desenvolvidas como um programa defensivo contra a maneira corrompida com que a nossa mente passou a processar os dados. Para muitas pessoas, essas idéias simplesmente não "computam". Levei anos estudando a filosofia taoísta com o melhor professor possível antes de entender que Lao Tzu e outros sábios taoístas tentavam transmitir a mensagem de que os seres humanos estavam infectados com um vírus de programação mental. Então precisei ainda de mais tempo para compreender por que eles pensavam dessa maneira. Depois que você entende esse ponto de vista, ele realmente faz muito sentido, uma vez que tem muito em comum com a maneira como a maioria de nós pensa, salvo por uma virada essencial que faz toda a diferença no mundo. Antes de tentar explicar essa virada, vou precisar entrar em outra camada mais profunda na desconstrução de como a mente humana faz para separar o mundo holisticamente interconectado ao nosso redor em partes separadas. A princípio, isso pode parecer difícil de acompanhar porque a maioria de nós não pensa muito a respeito da maneira como a nossa mente lida com a atividade da percepção, mas ficaria muito grato se a explicação desse processo acabar por fazer algum sentido para você.

Limites Relativos

Como a mente humana faz para individualizar as coisas? Ela simplesmente emoldura essas coisas colocando limites ao redor delas. É bem fácil entender o que quero dizer quando me refiro a colocar as coisas dentro de uma moldura quando consideramos um objeto tridimensional. Podemos olhar para um peixe, por exemplo, e dizer que ele tem 30 centímetros de comprimento e 5 centímetros de largura de 4,5 centímetros de profundidade. Qualquer coisa além de 30x5x4,5 não é o peixe. Quando dizemos que esse peixe tem 30 centímetros de comprimento desde o seu nariz até a cauda, estamos estabelecendo dois opostos. O comprimento total do peixe será contido entre o extremo da ponta do seu nariz até o extremo oposto da sua cauda. A mesma coisa se aplica à largura e à profundidade — a largura dele é de 5 centímetros da extrema direita até a extrema esquerda, e a profundidade é de 4,5 centímetros de alto a baixo. Estabelecemos esses extremos opostos para nos ajudar a enquadrar o objeto e separá-lo do que quer que esteja além desses extremos. Se não reconhecêssemos esses opostos como constituintes dos limites do peixe, não poderíamos individualizá-lo do seu ambiente. O modelo yin/yang, então, ajuda-nos a enquadrar todos os objetos tridimensionais estabelecendo os extremos opostos de acima/abaixo, esquerda/direita e frente/costas. Depois de estabelecer esses extremos, podemos então subdividir esses mesmos valores para singularizar ainda mais qualquer parte menor do objeto como um todo. Poderíamos dizer, por exemplo, que as nadadeiras do peixe estão localizadas a um quarto do comprimento (7,5 centímetros) entre o nariz e a cauda. Isso é o que se entende pelo termo "relativo"; medimos uma coisa em relação a onde ela está localizada, entre um par de extremos opostos.

Essas designações relativas das medidas são decisivas para o diagnóstico da medicina chinesa. Conforme exposto no capítulo 2, um médico da medicina chinesa tenta estabelecer parâmetros na condição do paciente envolvendo aspectos como calor demais ou frio demais, umidade ou secura em excesso, uma deficiência ou um excesso de qi e assim por diante. Ao fazer esse tipo de mensuração geralmente se aplica uma versão de cinco fases do quarteamento, e a condição do paciente é classificada como quente/morna/neutra/fria/gelada ou muito úmida/ligeiramente úmida/neutra/ligeiramente seca/muito seca e assim por diante. Medidas relativas como essas são muito úteis na análise da complexa dinâmica existencial como um todo de um paciente, subdividindo-o em partes mais controláveis, e parecem apoiar a prática de estabelecer limites e linhas divisórias entre os extremos. Mas quando consideramos as leis que formam a base da ciência chinesa, a lei dos opostos, a lei da mudança contínua e assim por diante, além dos ensinamentos de Lao Tzu, tomamos consciência da propensão essencial para a tentativa de desprogramar essa forma de pensamento.

No nosso exemplo do peixe, parece que o uso do modelo yin/yang sustenta a programação mental que recorta as coisas individualizadas do mundo holisticamente interconectado ao nosso redor, circunscrevendo-as dentro de uma moldura definida por pares de opostos. No entanto, se você se recorda do capítulo 1, quando expliquei a lei dos opostos mantendo-se verdadeira em qualquer escala, a teoria de yin/yang sustenta que, embora cada coisa individual seja composta de pares opostos menores, como acima/abaixo, à esquerda/à direita e à frente/atrás, todas as coisas também devem fazer parte de uma paridade yin/yang maior. Assim, cada coisa isolada, como um peixe, deve fazer parte de uma outra coisa maior, como o oceano. O oceano em si faz parte da Terra, que é maior, a Terra faz parte do nosso sistema solar e assim por diante. Essa propensão também é exposta no símbolo yin/yang, em que mostra as cores aparentemente opostas de preto e branco unidas como uma, cada qual com um pouco do seu oposto dentro de si. Se o preto tem um pouco do branco dentro de si, e o branco tem um pouco de preto, e os dois estão sempre unidos, será que existe mesmo uma cor como o branco ou o preto? A mensagem do símbolo yin/yang é o cerne do programa de antivírus do taoísmo: se não conseguimos separar ou mesmo distinguir com clareza o preto do branco — existirá alguma distinção na realidade?

A lei dos opostos e os problemas com as medidas relativas são também um tema importante no primeiro capítulo do *Tao-Te King*:

O Tao, como o Sentido absoluto do universo,
   não pode ser convertido em palavras.
O que pode ser convertido em palavras
   é meramente concepção relativa.
Embora tenham lhe dado nomes,
   a Verdade absoluta é indescritível.
Pode-se designar o Nada
   como a origem do universo,
E a Existência
   como a mãe das inúmeras coisas.

Da perspectiva do Nada,
   pode-se perceber o funcionamento sublime do universo.
Da perspectiva da Existência,
   pode-se distinguir as coisas individualizadas.
Embora sob diferentes nomes, o Nada e a Existência
   formam um todo indivisível.
Essa verdade é muito sutil.
Como a sutileza suprema,
   é a Porta para todas as Maravilhas.

Capítulo 1 do *Tao-Te King*, traduzido por Hua-Ching Ni.

Nesse ponto, Lao Tzu começa por indicar que todos os adjetivos qualificativos transmitem idéias ao explicar conceitos relativos — como algo se relaciona com o seu oposto. Uma vez que o Tao compreende tudo — todas as coisas existentes e não-existentes, todos os tempos e a inexistência do tempo, todo o espaço e o vazio — não existe nada além do Tao. Considerando que o Tao não tem um oposto com que se contrastar, as qualificações relativas não se aplicam a ele. É por isso que o Tao não pode ser explicado em palavras.

Os dois opostos primários de nada (espírito) e existência (material) estão ambos contidos no Tao. A perspectiva de nada permite que se tome consciência do funcionamento sublime do universo que nos conecta a todos. Essa era a perspectiva a que se inclinavam os nossos primitivos ancestrais encorajando a visão de mundo holística. A perspectiva da existência, popularizada depois do advento das grandes civilizações, permite distinguir as coisas individuais como um peixe do oceano ou um sonho daquele que sonha. Essa é a perspectiva de que depende a ciência moderna. A lição (a torção antivírus) do primeiro capítulo de Lao Tzu é encontrada na linha em que Lao Tzu diz que até mesmo o branco e o preto aparentemente opostos de material e espiritual são "um todo indivisível". A verdade desse fato é tão difícil de compreender (em razão do vírus da programação) que Lao Tzu reconhece-o como a "Porta para todas as Maravilhas". Com esse ensinamento, Lao Tzu estava baixando no seu sistema o antivírus taoísta.

Segunda Parte

BUSCANDO AJUDA
PROFISSIONAL

Capítulo Seis

OS PONTOS FORTES E FRACOS DAS MEDICINAS CHINESA E OCIDENTAL

Aconselhar os ocidentais modernos sobre como obter vantagens da medicina chinesa é algo parecido com o que um profissional de saúde ocidental depararia ao tentar ensinar outros profissionais de saúde de um país em desenvolvimento sobre como tirar vantagem da medicina ocidental. Assim como a medicina ocidental é uma mistura complexa de muitas técnicas diferentes dentro de uma teoria básica de saúde e doença, também o é a medicina chinesa. Já discuti sobre como a teoria de saúde e doença que forma a base da medicina chinesa difere da medicina ocidental; agora quero explicar alguns detalhes práticos de como fazer para usar esse método de cura que é novo no mundo ocidental.

Até este ponto, só discuti a acupuntura e a acupressura, uma vez que essas técnicas são as únicas fora das muitas sob o amplo guarda-chuva da medicina chinesa que se tornaram mais populares aqui no Ocidente. Mas dar conselhos sobre como obter o máximo da medicina chinesa concentrando-se apenas na acupuntura/acupressura seria como um profissional de saúde do país em desenvolvimento centrar-se apenas na cirurgia moderna. Além da acupuntura e da acupressura, a fitoterapia chinesa é de grande importância na medicina chinesa, assim como o uso de medicamentos combinados com a cirurgia constitui as pedras angulares da medicina ocidental. Considerando também o uso da fitoterapia chinesa, expandimos consideravelmente a nossa compreensão do que a medicina chinesa tem a oferecer.

Além de aprender sobre os pontos fortes e fracos da acupuntura/acupressura e da fitoterapia chinesa, devemos considerar algo sobre a formação dos profissionais que prestam serviços nessas áreas. Quando a medicina ocidental é introduzida pela primeira vez num país em desenvolvimento, os habitantes locais geralmente podem obter os medicamentos e até mesmo cirurgias secundárias de alguns fornecedores bem-intencionados mas nem sempre de boa formação. Não só o profissional de saúde que estou usando como exemplo precisaria ensinar os habitantes locais sobre como a medicina ocidental encara a doença e a importância dos medicamentos e da cirurgia, mas também precisaria ensiná-los em quem eles deveriam confiar para fornecer aqueles serviços. A maioria das ervas fitoterápicas chinesas consumidas são adquiridas sem a indicação de um profissional instruído sobre o seu uso, e a acupuntura é realizada por um grande número de profissionais de saúde cujo treinamento varia consideravelmente. Uma vez que a medicina chinesa ainda se encontra num estágio inicial de desenvolvimento nos Estados Unidos, com padrões variáveis de formação técnica para os seus praticantes, seria conveniente o leitor analisar os regulamentos relativos à sua prática, incluindo a formação requerida dos diversos profissionais de saúde que ofereçam esses serviços.*

Nos capítulos seguintes, tentarei explicar detalhes tais como que tipos de enfermidades podem ser tratadas com a medicina chinesa, quantos tratamentos ou quanto tempo de tratamento serão precisos, que resultados pode-se esperar, que riscos estarão envolvidos e assim por diante. Vou me concentrar nas técnicas da acupuntura, da sua parenta próxima, a acupressura, e nas da fitoterapia chinesa. Farei também um breve resumo dos outros métodos usados na medicina chinesa e ensinarei como executar algumas técnicas básicas de acupressura.

---

* No Brasil, a atividade é fiscalizada pela Associação Médica Brasileira de Acupuntura, regulamentada oficialmente pelo Conselho Federal de Medicina, e segue as normas da Organização Mundial de Saúde. Mais informações, no portal da instituição na Internet: http://www.amba.org.br. (N.T.)

Para começar esse processo, quero tomar algum tempo para dar uma idéia da maneira como funciona a medicina chinesa. Ao longo de mais de vinte anos de prática, atendi em consultas milhares de pessoas com poucos conhecimentos sobre como funciona a medicina chinesa, explicando a natureza dos serviços que prestava de modo que pudessem tomar as suas decisões sobre as suas opções de tratamento. É claro que, quando eu dava uma consulta, me concentrava nos detalhes específicos relativos ao estado de saúde da pessoa — algo que não poderei fazer num livro. No entanto, a minha experiência em explicar os assuntos para os futuros pacientes convenceu-me de que, depois que são introduzidos alguns princípios básicos e se apresenta um panorama das diferenças entre os métodos terapêuticos usados no Ocidente e na medicina chinesa, a maioria das pessoas torna-se então capaz de tomar decisões com base nas informações sobre como integrar a medicina chinesa no seu tratamento de saúde.

O princípio mais importante a ser considerado ao se avaliar comparativamente esses dois grandes sistemas medicinais é entender que existem dois enfoques muito diferentes que podem ser aplicados ao tratamento de problemas de saúde. Um enfoque baseia-se na ajuda ou facilitação para que o corpo tenha a capacidade de se recuperar sozinho. Grande parte da medicina chinesa e de diversos outros métodos da assim chamada medicina alternativa seguem esse enfoque. O segundo enfoque baseia-se em assumir totalmente a capacidade do corpo de se recuperar sozinho intervindo diretamente no processo da doença (ou sintoma). Esse é o enfoque em que a medicina ocidental baseia-se quase plenamente. Na verdade, nós no Ocidente tornamo-nos tão dependentes desse enfoque que passamos a acreditar que seja o único enfoque possível. Isso simplesmente não é verdade. É possível basear um sistema medicinal em métodos para facilitar a capacidade que o corpo tem de se recuperar sozinho — ajudar o corpo a ajudar a si mesmo. No entanto, esse enfoque tem as suas próprias características exclusivas que diferem daquelas do enfoque da intervenção. Compreender essas características é essencial para aprender como aproveitar o máximo de cada enfoque isoladamente e como integrar os dois. Por causa das características diferentes desses dois enfoques, decidi chamar cada um por um nome, "medicina ativa" e "medicina reativa".

Medicina Ativa vs. Medicina Reativa

Sempre que um agente de cura faz alguma coisa com um paciente na tentativa de melhorar sua saúde, ele está, na verdade, executando algum tipo de ação. O agente de cura está manipulando ou mudando o estado atual do paciente. Quando essa ação é praticada, haverá duas conseqüências básicas. A primeira será a conseqüência direta dessa ação, e a segunda será a reação do corpo por ter o seu estado atual mudado. Simplificando: cada ação causa uma reação.

O uso de medicamentos pela medicina moderna e a cirurgia são exemplos da medicina ativa — o enfoque interventor. Quando um medicamento como um antibiótico é introduzido no corpo, a sua conseqüência direta é matar bactérias. Esse medicamento faz isso tanto na placa de petri do laboratório como no corpo humano. Entretanto, ao contrário do que acontece numa placa de petri durante um experimento, quando essa substância é introduzida num organismo vivo, incluindo o corpo humano, isso também causará algum tipo de reação. Se essa reação causar dano, ela é chamada de efeito colateral, também conhecido como reação adversa. Se a reação do corpo a um medicamento como um antibiótico causar ou não dano notável o suficiente para ser chamado de efeito colateral, haverá algum tipo de reação enquanto o corpo se adapta depois de ter o seu estado anterior mudado.

Com a medicina ativa, como a terapia por medicamentos ou pela cirurgia, a esperança é que a conseqüência direta da ação será melhorar o problema do paciente e que a reação do corpo será insignificante e de pouca ou nenhuma conseqüência. A acupuntura, por outro lado, é um tipo de medicina reativa — o enfoque da autocura. No caso da medicina reativa, as metas são o oposto das da medicina ativa — no caso, espera-se que a ação direta seja de pouca ou nenhuma conseqüência e que a reação seja minimizar os sintomas do paciente.

Os pesquisadores de todo o mundo têm descoberto que a acupuntura pode fazer com que o corpo produza uma vasta gama de substâncias naturais, incluindo as que reduzem a dor e a inflamação, melhoram a função imunológica, equilibram os hormônios e produzem uma sensação de bem-estar. A pesquisa com imagens do cérebro realizadas por Hang-Zee Cho e outros sugere fortemente que esses efeitos resultam da estimulação de centros cerebrais estratégicos que exercem controle sobre a capacidade do corpo de produzir essas e outras substâncias reguladoras do corpo. É assim que a medicina reativa funciona — pela estimulação do corpo para produzir o seu próprio medicamento, o contrário de intervir em lugar dos processos de cura do corpo, como é feito na medicina ativa. A possibilidade de estimular as reações de cura é desconhecida quase que por completo pela medicina moderna mas, atualmente, proporciona um complemento importante para a medicina ativa.

Como um exemplo da diferença entre as medicinas ativa e reativa, pense num jardineiro que quer controlar algumas pestes, como pulgões, que estão acabando com o jardim. Um método seria borrifar o jardim com um inseticida que mata os pulgões. Essa normalmente é uma maneira bem confiável para livrar-se das pestes, mas também pode causar alguns efeitos desagradáveis e prejudiciais às plantas, como as toxinas que são deixadas nas plantas que se queira comer. Outro método de lidar com o problema seria soltar joaninhas no jardim ou, melhor ainda, cultivar plantas como endro, coentro ou alcaravia, que atraem joaninhas para o jardim naturalmente. Uma vez que os pulgões são um alimento natural das joaninhas, ter joaninhas no jardim é uma maneira natural de tratar de uma infestação de pulgões. O primeiro método, usando inseticida, é semelhante ao que é feito na medicina ativa: emprega-se um agente artificial para intervir na natureza. Soltar ou atrair joaninhas para o jardim é semelhante ao que é feito na medicina reativa: facilita-se a ação da natureza para que com os próprios meios ela resolva o problema sozinha.

Pense no corpo humano como um jardim e nas infecções por bactérias como os pulgões. Introduzir um inseticida no jardim para matar diretamente os pulgões é essencialmente o que acontece quando são usados antibióticos para tratar uma infecção por bactérias. Algumas infecções, entretanto, podem ser tratadas satisfatoriamente com a acupuntura. Nesse caso, porém, a ação praticada — fazer a acupuntura no corpo — não mata diretamente as bactérias mas em vez disso estimula a reação imunológica do corpo, ajudando-o a se aplicar com mais afinco na luta contra as bactérias por si próprio. Isso é mais ou menos com usar plantas que atraem joaninhas num jardim infestado por pulgões.

Outro método que pode ser usado para tratar uma infecção bacteriana na medicina chinesa é o uso das ervas. No caso das ervas chinesas, há uma vasta gama de ações. Algumas ervas são substâncias potentes semelhantes aos medicamentos e funcionam como na medicina ativa que, nesse exemplo, iria matar diretamente as bactérias. Outras ervas são substâncias muito brandas que funcionam como na medicina reativa, estimulando o corpo a curar a si mesmo. Isso seria como introduzir joaninhas no jardim para comer os pulgões. A grande maioria das ervas chinesas é de uma variedade muito branda que estimula o corpo a se curar sozinho. Muitas dessas ervas são consideradas ineficazes quando testadas pelos pesquisadores modernos porque foram testadas como se fossem medicamentos da medicina ativa — por exemplo, pôr o extrato de uma determinada erva em uma placa de petri com bactérias e depois declará-la ineficaz porque as bactérias não foram mortas. Testar ervas dessa maneira é tão absurdo quanto colocar algumas agulhas de acupuntura em uma placa de petri cheia de bactérias e depois chegar à conclusão de que a acupuntura é ineficaz pois as bactérias sobreviveram. A medicina reativa funciona por intermédio da reação do corpo a um estímulo brando e assim só pode ser estudada pela observação dos seus efeitos em sujeitos reais e vivos.

Outro exemplo que pode dar uma boa idéia da medicina reativa, especialmente a acupuntura, é considerar um grupo de pessoas com uma congestão branda dos seios da face. Uma maneira de tratar essas pessoas seria pela administração de anti-histamínicos, um medicamento da medicina ativa que bloqueia diretamente a produção da reação histamínica do corpo. A reação histamínica é um processo natural do organismo que faz com que as células reajam a alérgenos, como as células dos seios da face que produzem muco para ajudar a expelir os alérgenos do corpo. A natureza nos deu a capacidade de eliminar os alérgenos com a reação histamínica por uma boa razão. Muitos dos sintomas que sofremos em problemas de saúde fazem parte da reação natural do nosso corpo à causa do problema — por exemplo, quando o nosso corpo tenta eliminar um alérgeno com muco. Uma considerável porcentagem dos métodos da medicina ativa simplesmente produz um curto-circuito na resposta natural do nosso corpo a um problema. Isso pode melhorar o nosso bem-estar mas não faz nada para chegar à raiz do problema.

Imagine, contudo, que esse grupo com uma congestão branda nos seios da face poderia resolver o problema com um bom espirro (sei que isso é meio forçado, mas por favor continue para que eu prove o que estou afirmando). Um espirro é outra reação que o corpo humano desenvolveu ao longo de inúmeras gerações de evolução para ajudar a desobstruir os seios da face. Se se pegasse uma pena e a esfregasse nas narinas de cada pessoa do grupo, algumas, talvez 20%, reagiriam com um espirro, desobstruindo assim a sua congestão. A acupuntura funciona de maneira muito parecida com a pena — ela estimula o corpo a iniciar reações naturais, de cura por si mesmo com que a natureza nos dotou ao longo de milhões de anos de evolução. Às vezes, por inúmeras razões, o corpo não é capaz de usar plenamente todos os recursos terapêuticos com que a natureza nos dotou. A boa medicina reativa ajuda o corpo a tomar melhores decisões sobre como utilizar os seus recursos.

Espero que esse exemplo tenha ajudado a explicar esses dois enfoques em relação à saúde. Agora posso continuar, explicando algumas das características de cada método, uma vez que compreender isso ajudará a responder muitas perguntas sobre como utilizar a medicina chinesa.

No exemplo anterior, aqueles que usaram o método da medicina ativa de tomar anti-histamínicos provavelmente sentiram um grande alívio dos seus sintomas. Talvez de 70 a 80% daqueles que usaram esse tipo de medicina sentiram uma redução da sua congestão. No entanto, cada ação tem uma reação, e alguns que tomaram anti-histamínicos acabaram com efeitos colaterais — isto é, reações adversas. A mais comum dessas reações adversas seriam coisas mínimas, como boca, garganta ou seios da face secos. Embora seja raro, algumas pessoas que tomaram anti-histamínicos poderiam apresentar reações graves, como alucinações, convulsões ou até mesmo colapso cardiovascular.

O argumento que quero provar aqui é que a conseqüência direta de uma ação é fácil de prever, embora as reações subseqüentes sejam difíceis de predizer. O mesmo se aplica ao uso de uma pena para provocar um espirro. O efeito direto dessa ação — um ligeiro estímulo das células da pele tocadas pela pena — seria amplamente o mesmo para todos os sujeitos. O número daqueles que reagem espirrando seria muito menor. Portanto aqui, como no exemplo do uso de anti-histamínicos, o efeito direto da ação foi o mesmo para uma grande porcentagem de sujeitos e assim previsível, embora a reação foi muito mais variada e difícil de predizer. Quem, exatamente, irá espirrar quando tocado de leve pela pena, e quem, exatamente, sofrerá o efeito colateral do anti-histamínico? Essas perguntas com relação às reações são difíceis de responder e, portanto, explicar por que tantas pessoas são gravemente atingidas por efeitos colaterais de medicamentos; não podemos prever de antemão quem apresentará as reações que são piores do que o problema original. Se pudéssemos prever isso, não daríamos um determinado medicamento a essas pessoas, e os efeitos colaterais não matariam dezenas de milhares de americanos, como acontece nos Estados Unidos atualmente.

Como o efeito terapêutico desejado da medicina ativa é um resultado direto da ação praticada, essa ação deve ser relativamente forte e assim será relativamente fácil de ser previsto. Esse é um dos maiores pontos favoráveis à medicina ativa. Um dos seus maiores pontos fracos, porém, é a alta taxa de efeitos colaterais indesejados que são muito mais difíceis de prever. No caso da medicina reativa, o efeito terapêutico desejado acontece como uma reação indireta à intervenção do agente de cura. Essa intervenção será mais branda do que aquela usada na medicina ativa, e haverá poucos se é que haverá efeitos indesejados, mas o efeito terapêutico desejado, sendo uma reação, será difícil de predizer. Assim, um dos pontos fortes da medicina reativa é a sua segurança, ao passo que um dos seus pontos fracos é um grau de imprevisibilidade relativamente maior de obter o efeito terapêutico desejado.

Os pontos fortes e fracos básicos de ambos os enfoques podem ser detalhados da seguinte maneira:

MEDICINA ATIVA	MEDICINA REATIVA
Pontos fortes	**Pontos fortes**
Resultados radicais	Poucos ou nenhum resultado adverso
Ação mais rápida	Pouca tecnologia e, assim, mais barata
Capaz de salvar a vida e membros em estágios críticos (arranca a vida das garras da morte)	Trata a causa em vez do sintoma
	Geralmente causa benefícios adicionais (bons efeitos colaterais)
Resultados terapêuticos mais fáceis de prever	Capaz de tratar distúrbios de causas múltiplas
Mais fácil de estudar no modo causa e efeito	Pode fortalecer a integridade dos sistemas corporais e prevenir doença futura

MEDICINA ATIVA
Pontos fracos

Alto índice de efeitos colaterais difíceis de prever, incluindo óbito
Geralmente de alta tecnologia, portanto mais cara
Trata o sintoma mais do que a causa
Incapaz de tratar transtornos de causas múltiplas
Capacidade limitada de prever doença futura, geralmente causando outra doença quando se tenta a prevenção

MEDICINA REATIVA
Pontos fracos

Mais difícil de produzir resultados positivos coerentemente
Geralmente de ação lenta (em problemas crônicos)
Difícil de estudar no modo causa e efeito
Normalmente muito fraca para salvar a vida e os membros em estágios críticos

Por que será que a conseqüência direta de uma ação é fácil de predizer, ao passo que as reações inevitáveis são tão difíceis de prever? Por que será que a conseqüência direta de uma ação como a introdução de um anti-histamínico no corpo humano será amplamente a mesma para todos os que tomarem esse medicamento, ao passo que as reações de pessoas diferentes a isso podem variar tão grandemente que os médicos são incapazes de ter certeza em relação a qualquer pessoa de que os efeitos colaterais não serão piores do que o problema original? Estudar a resposta a essa pergunta ajudará a esclarecer ainda mais as características das medicinas ativa e reativa detalhadas nas listas acima. Acredito que a resposta esteja em considerar a seguinte pergunta: as pessoas são todas iguais, ou são todas diferentes?

Geralmente, ouvimos falar que cada pessoa é um indivíduo diferente. Mas será mesmo verdade? Praticamente todos os que tomaram o anti-histamínico tiveram as mesmas conseqüências diretas — o alívio da congestão do seio da face. Se somos todos indivíduos diferentes, por que praticar essa ação tem, em grande parte, a mesma conseqüência direta? A resposta, acredito eu, é que, coerente com as leis de yin/yang, somos todos ao mesmo tempo iguais *e também* diferentes. Todos nós compartilhamos traços comuns embora também tenhamos traços que nos fazem muito diferentes uns dos outros. Muitos aspectos da fisiologia humana são consideravelmente os mesmos para todos, mas quando se considera o espectro completo da fisiologia humana, existem inúmeras variações e diferenças sutis. A maioria de nós nasce com dez dedos, e ainda assim todas as impressões digitais são inconfundíveis. Pode-se dizer que basicamente a estrutura humana é a mesma para todos, mas os dedos, ou os detalhes intermediários, variam grandemente. A razão pela qual a conseqüência direta de uma ação sobre o corpo é fácil de prever é que ela se manifesta na maioria das vezes pela fisiologia básica — os aspectos que temos em comum entre todos nós. A razão pela qual as reações são tão difíceis de prever é que estas, na maioria das vezes, se manifestam por meio das margens da nossa fisiologia — as variações sutis, exclusivas entre todos nós.

Considerando que a medicina ativa se baseia nos traços que todas as pessoas têm em comum — a nossa "mesmice" — os métodos da medicina ativa tendem a refletir uma mentalidade do "tamanho-único". As pesquisas são realizadas em busca de um medicamento ou método cirúrgico que "funcione melhor" para todas as pessoas com a mesma doença. Assim, ao longo das várias últimas décadas, estivemos em busca de "uma cura" (singular) para o câncer ou "uma cura" para todas as pessoas com a mesma doença. Se acreditássemos que todas as pessoas são diferentes, entenderíamos que a "mesma" doença pode acontecer por diferentes razões em diferentes pessoas, e em vez disso estaríamos buscando "curas diferentes" (plural) para essas doenças.

Praticamente cada faceta da medicina moderna se apóia no pressuposto de que todas as pessoas são essencialmente iguais. Quando um médico pede uma análise de laboratório como um exame de sangue, por exemplo, ele recebe um relatório impresso por computador que relaciona diversas categorias, como a glicose do sangue ou os níveis de colesterol e assim por diante. Esse relatório impresso traz uma lista dos níveis do paciente para cada categoria, ao lado da que seria a faixa "normal" de cada categoria. Finalmente, o relatório impresso mostra se os níveis do paciente estavam normais — acima ou abaixo da faixa normal. Em nenhum lugar dessa lista, porém, vê-se alguma consideração dada às características pessoais do paciente. Se acreditássemos que as características pessoais são importantes, tentaríamos levá-las em conta, entendendo, por exemplo, que uma leitura baixa para uma pessoa pode na verdade ser normal para outra ou uma leitura normal pode na verdade ser anormal para outra. O mesmo se aplica com relação aos medicamentos. Procuramos encontrar um medicamento, geralmente até mesmo uma dose de um medicamento, que irá funcionar melhor para todas as pessoas com a mesma doença.

Por mais pessoais e exclusivas as tendências que as pessoas possam ter, quando se trata de diagnosticar doenças e prescrever remédios, a medicina (ativa) ocidental baseia-se na noção de que as tendências individuais podem ser em grande parte ignoradas. O único momento em que a medicina ocidental reconhece que as tendências exclusivas, pessoais, influenciam os resultados nos pacientes é quando os pacientes apresentam efeitos colaterais. Nesses casos, contudo, tudo o que é reconhecido é a nossa incapacidade de predizer quem pode apresentar determinado efeito colateral. Em outras palavras, o fato de que as pessoas têm características exclusivas, pessoais, não é aproveitado para tornar a medicina ativa mais eficaz; em vez disso, é usado como uma desculpa para evitar a culpa quando um paciente apresenta uma reação adversa. Quando esses efeitos colaterais acontecem, somos informados com um dar de ombros que tais reações são uma infelicidade mas impossíveis de predizer, portanto não há ninguém para se culpar.

A imprevisibilidade das reações torna a medicina reativa difícil de predizer também. Uma vez que cada paciente tem características diferentes e essas características exclusivas são fundamentais para os efeitos da medicina reativa, é difícil saber como obter os melhores resultados para cada paciente. Na prática da medicina reativa, os métodos a serem aplicados para se chegar ao melhor tratamento podem variar de acordo com as pessoas que tenham o "mesmo" problema, assim como se pode descobrir que é preciso esfregar a pena em diferentes lugares em cada pessoa para fazê-la espirrar. Isso acontece com freqüência na acupuntura, em que os acupunturistas geralmente necessitam experimentar diferentes combinações de pontos antes de encontrar aquelas que dão os melhores resultados. Isso também acontece ao prescrever as ervas chinesas — pode ser preciso experimentar diversas combinações diferentes de ervas antes de se obterem os melhores resultados.

Uma das maiores diferenças entre as medicinas ativa e reativa é, portanto, a maneira pela qual as tendências exclusivas, pessoais, são levadas em consideração. Conforme mencionado anteriormente, na medicina ativa, essas tendências são reconhecidas mas não consideradas de maneira nenhuma na prática. Na medicina reativa, as tendências individuais recebem muito mais consideração, geralmente mostrando-se fundamentais para a descoberta do melhor tratamento para cada paciente. Na prática da medicina chinesa, as tendências individuais que são levadas em conta são as que se referem ao estado dinâmico de ascensão, ponto máximo e declínio do qi em cada pessoa, conforme discutido no capítulo 2. Por exemplo, pode-se descobrir que duas pessoas que sofram de enxaqueca tenham desequilíbrios diferentes de qi, assim os pontos e/ou as ervas usadas no tratamento precisariam ser escolhidos para tratar cada desequilíbrio pessoal para alcançar o melhor resultado. Até mesmo depois de se determinar o desequilíbrio pessoal exclusivo, pode ser necessário experimentar pontos e ervas diferentes. Assim, outra diferença importante entre as medicinas ativa e reativa é que a medicina ativa produz um método basicamente tamanho-único de tratamento, ao passo que a medicina reativa utiliza uma série de métodos flexíveis.

No capítulo 3, mencionei o professor contrariado com a teoria holística da interconectividade que disse aos alunos que não precisavam considerar cada folha que caísse — as pequenas influências podem ser negligenciadas. Isso é o que o método da medicina moderna acaba fazendo em relação às tendências pessoais — ela as negligencia porque elas são consideradas "estatisticamente insignificantes". Também expliquei que a teoria holística não espera que levemos em consideração cada folha que cai, mas nos diz que as interconexões convenientes são tão sutis que podem ser encontradas em toda parte — por exemplo, um ponto no dedo mínimo do pé tem conexão com a visão. A maneira altamente individualizada pela qual o nosso corpo reage a ações de intervenção é um exemplo de algumas dessas interconexões sutis. A medicina chinesa baseia-se amplamente na consideração dessas interconexões sutis. Portanto, embora seja verdade que a imprevisibilidade das reações torna a medicina reativa duvidosa, com o mesmo grau de incerteza quanto encontrar o melhor ponto para roçar com uma pena para provocar um espirro, os profissionais formados na medicina chinesa são capazes de considerar as tendências exclusivas individuais e provocar a ocorrência das reações de cura desejadas em uma boa porcentagem de casos.

Doenças de Causas Diversas

Uma vez que a medicina ativa funciona pela intervenção externa — o médico entrando em cena e assumindo a capacidade de cura natural do corpo

— outro dos seus pontos fortes é a capacidade de tratar um trauma agudo e até mesmo situações de ameaça à sobrevivência. Nessas situações, estimular as forças de autocura do corpo para enfrentar métodos reativos pode ter pouco valor, especialmente quando for tarde demais. Em vez disso, é preciso agir com mais prontidão e decisão, assumindo o controle do corpo e intervindo diretamente para mudar o quadro. Isso pode ser feito por meio de cirurgia, medicamentos ou terapia por radiação, ou mesmo com medidas para restaurar ossos fraturados, e assim por diante. A própria natureza da medicina ativa se presta a resultados radicais, até mesmo arrancar a vida das garras da morte. Assim, um dos pontos fortes e talvez o de maior valor da medicina ativa seja o seu potencial para salvar a vida e os membros em emergências críticas. Um dos seus pontos fracos, contudo, é a capacidade menos fantástica de tratar uma vasta série de problemas de saúde não tão críticos.

Muitos dos problemas de saúde mais intratáveis com que deparamos atualmente são aqueles causados por colapsos em larga escala em inúmeros sistemas do organismo. Particularmente todas as doenças auto-imunológicas como a esclerose múltipla, a artrite reumatóide, as doenças de Crohn e de Graves, a psoríase, a fibromialgia, a síndrome da fadiga crônica, a maioria das neuropatias, determinados tipos de câncer, uma infinidade de doenças degenerativas e muitos transtornos que desafiam o diagnóstico, são exemplos de doenças que provocam vários problemas pequenos, em contraposição a um único problema grave. Na verdade, é bem razoável dizer que podemos classificar largamente todas as doenças em duas categorias: as causadoras de um único problema grave, ou um número limitado deles; e as causadoras de vários problemas pequenos. Embora a medicina moderna tenha um grande sucesso em identificar e tratar de um grande problema como uma válvula cardíaca defeituosa, uma bactéria agressiva, um osso fraturado e assim por diante, ela falha dramaticamente ao identificar e tratar de doenças que envolvem problemas em múltiplos sistemas.

A medicina chinesa, ao contrário, é muito mais indicada para tratar de transtornos de múltiplas causas. Isso acontece porque ela não se baseia no modelo mecanicista de causa e efeito da natureza, mas num em que as perturbações no qi ascendente, máximo e declinante são medidas em um modelo interconectado holisticamente da natureza. O modelo holístico pressupõe que existe uma interconexão essencial entre todas as partes e assim uma perturbação em qualquer parte deve ser sentida em algum nível em todas as partes. O truque é ser capaz de avaliar as perturbações importantes, especialmente pelos problemas apurados nos padrões do qi ascendente, máximo e declinante. O próximo passo é fazer ajustes por meio de uma ação secundária que provocará uma reação em que todo o sistema procura se regular. Ao pressupor que sempre há mais do que uma parte envolvida, o modelo holístico está muito mais à vontade para tratar de doenças de causas múltiplas, especialmente as doenças que não são uma ameaça imediata à vida.

A medicina reativa também pode ser eficaz no tratamento de doenças com uma causa única, especialmente aquelas que não são uma ameaça à vida. A acupuntura, a acupressura e a fitoterapia chinesa, por exemplo, têm uma longa história de tratamento de lesões provocadas pelas artes marciais — o que hoje em dia chamaríamos de lesões esportivas. Se você torce uma articulação ou distende um músculo, esses são os tipos de transtornos de causa única que reagem bem às terapias da medicina reativa anteriormente mencionadas. Na verdade, muitos atletas descobriram que a acupuntura pode ser muito eficaz no tratamento de contusões e melhora o desempenho físico. Essas terapias são tão eficazes para esses tipos de transtornos que a maioria das pessoas que buscam tratamento com a acupuntura são aquelas que tentaram a medicina moderna convencional sem sucesso. Muitos desses casos envolvem doenças de múltiplas causas. Essas doenças geralmente demoram muitos anos para se desenvolver e podem envolver uma combinação de aspectos negativos congênitos, complicações de maus hábitos de vida (má nutrição, *stress*, tabagismo, falta de exercícios etc.) e fatores alérgicos/de sensibilidade ambientais ou outros. Esses fatores podem se acumular ao longo dos anos até atingirem uma massa crítica. A preocupação básica da medicina moderna em encontrar uma causa e uma cura únicas para tratar essas doenças não terá sucesso, uma vez que o único tratamento eficaz envolve atacar em diversas frentes ao mesmo tempo, geralmente ao longo de muitos meses ou até mesmo anos. Uma combinação de acupuntura/acupressura, mudanças na alimentação e o uso de fitoterapia, assim como mudanças no estilo de vida, geralmente ajudam a superar esses problemas, mas o progresso pode ser muito lento, especialmente nos estágios iniciais do tratamento.

Benefícios Adicionais da Medicina Reativa

Além de ser capaz de dar esperança no caso das doenças de múltiplas causas, a medicina reativa tem outros pontos fortes em comparação com a medicina ativa. Um dos mais importantes e geralmente desconsiderado ponto forte da medicina reativa tem o potencial de oferecer benefícios para problemas além dos que estão sendo tratados; isto é, causa bons efeitos colaterais. Por causa da natureza das interconexões holísticas e o fato de que a medicina reativa tira proveito dessas conexões ao ajudar o corpo a se curar sozinho, ajudar um problema com a medicina reativa geralmente ajuda outros também. O primeiro tratamento de acupuntura que executei em toda a minha vida em outra pessoa sem supervisão foi um que fiz no meu tio para o cotovelo de tenista, embora eu ainda não tivesse concluído o curso de acupuntura. Poucos dias depois desse tratamento, ele me telefonou e perguntou se eu também tinha feito alguma coisa para curar a sua constipação crônica, porque essa havia desaparecido juntamente com a dor no braço. A verdade era que eu nem sequer sabia que ele sofria de prisão de ventre.

Descobrir que outros problemas de saúde melhoraram no processo do tratamento da doença básica é algo que acontece com muita freqüência na prática da medicina chinesa. Geralmente, esses benefícios adicionais passam despercebidos pelo paciente a princípio. Uma vez que a medicina reativa ajuda o corpo a se equilibrar melhor e a se curar naturalmente, muitas pessoas não percebem que o fato de dormir melhor, contrair menos resfriados, sentir mais energia e assim por diante é o tratamento que têm recebido para outros problemas. Se alguém continua a ser tratado pelos métodos da medicina reativa por períodos mais longos de tempo, as melhoras no equilíbrio global do corpo que sentem pode também ajudar a prevenir futuros problemas de saúde. Esse fato é difícil de convencer os céticos modernos assim como é difícil provar que fazer alguma coisa por longos períodos de tempo irá prevenir problemas no futuro distante. Os chineses foram capazes de aprender isso em relação à fitoterapia, à alimentação e ao tratamento pela acupuntura/acupressura, exercícios físicos como tai chi e qi-gong, e assim por diante, apenas depois de observar muitas gerações de pessoas utilizando essas práticas. Quando uma família ou determinada escola de pensamento, por exemplo, desenvolve uma nova fórmula fitoterápica ou estilo de exercícios, as pessoas podem então ver os resultados dessas práticas ao longo das gerações. Se aqueles que praticam essas técnicas experimentaram uma melhora no estado de saúde, torna-se óbvio para os outros da mesma comunidade, uma vez que a vida em sua maioria na China historicamente transcorreu em cidades pequenas ou vilarejos, onde a vida permanecia praticamente a mesma ao longo de centenas de anos literalmente.

A medicina ativa, ao contrário, tem tido muito menos sucesso na prevenção de doenças futuras. Embora seja verdade que uma das grandes conquistas da medicina moderna foi controlar muitas das piores doenças infecciosas do mundo, com o desenvolvimento de vacinas e inoculações, esses métodos são na verdade uma exceção da medicina moderna em relação à dependência da medicina ativa. Se você pensar a respeito, as inoculações são na verdade um tipo de medicina reativa. Um tipo muito secundário de ação é tomado sobre o corpo (introdução do agente da inoculação) mas essa ação não é uma terapia desejada. A terapia desejada surge como um resultado da *reação* natural do organismo à ação inicial, nesse caso, a produção de anticorpos a um determinado patógeno que permite ao sistema imunológico reagir mais rapidamente a uma invasão desse patógeno no futuro.

Quando a verdadeira medicina ativa é usada na tentativa de prevenir doenças futuras, o antigo problema de efeitos colaterais indesejados entra em cena. Isso foi observado recentemente no caso do importante estudo sobre a terapia de reposição hormonal (TRH). Os pesquisadores esperavam demonstrar que as mulheres que fazem a TRH teriam menos riscos de ataque cardíaco. Em vez disso, eles descobriram que a TRH, na verdade, causava um risco maior de doença cardíaca e câncer de mama, assim como uma incidência maior de coágulos de sangue e derrame. Milhões de mulheres seguiram a TRH ao longo de décadas, especialmente para a prevenção de osteoporose (ossos quebradiços) assim como para controlar os sintomas da menopausa. Não sei se alguém chegou a calcular quantas mulheres sofreram derrame, coágulos de sangue ou doença cardíaca, ou até mesmo se contraíram câncer de mama porque lhes prescreveram a TRH para reduzir os sintomas da menopausa ou ajudar a reduzir o risco de osteoporose ou doença cardíaca. Esses efeitos colaterais são especialmente inaceitáveis quando se considera que existem terapias mais seguras da medicina reativa que podem tratar esses problemas.

Capítulo Sete

RESPONDENDO ÀS PERGUNTAS MAIS FREQÜENTES SOBRE O TRATAMENTO

Agora que expliquei os pontos fortes e fracos dos métodos ativo e reativo, posso tratar mais facilmente das dúvidas mais comuns que as pessoas têm em relação à acupuntura e outras terapias usadas na medicina chinesa. É importante ter em mente que a medicina chinesa consiste de diversas terapias diferentes, sendo a acupuntura/acupressura e a fitoterapia os métodos mais fundamentais mas não os únicos que podem ser usados. Costumo considerar as diversas técnicas usadas na medicina chinesa como ferramentas diferentes. Ao tratar de um determinado problema, o agente de cura pode ser capaz de enfrentar esse problema usando apenas uma técnica, mas também pode simplesmente achar que é mais fácil usar algumas dentre as demais técnicas. Essa escolha pode variar de pessoa para pessoa, até mesmo entre aquelas com o "mesmo" problema. Algumas pessoas podem reagir bem a uma técnica; outra pessoa com o mesmo problema pode reagir melhor a outra técnica. Por exemplo, uma pessoa com asma pode reagir bem à acupuntura apenas, outra pode apenas reagir à fitoterapia, e uma terceira pode requerer essas duas terapias em conjunto e também à prática de exercícios respiratórios. Conforme mencionei anteriormente, ao contrário do estilo "tamanho-único para todos" da medicina ocidental, o uso das terapias reativas como as da medicina chinesa geralmente requer uma grande flexibilidade para encontrar o melhor enfoque para tratar um determinado indivíduo.

Cada uma das técnicas relacionadas aqui pode ser aplicada isoladamente e ser executada por um especialista que apenas pratique aquele método, ou podem ser usadas combinadas, seja por um tratamento em grupo, empregando diferentes especialistas ou por alguém formado para executar diversas técnicas. Embora algumas técnicas como a acupuntura ou a acupressura sejam muito semelhantes e, portanto, podem ser usadas para tratar doenças semelhantes, cada tipo de terapia tem suas próprias características, o que as torna relativamente mais ou menos indicadas para o tratamento das mais diferentes doenças.

Diversas Técnicas da Medicina Chinesa

Acupuntura: Inserção de agulhas finas em pontos específicos espalhados por todo o corpo para ajudar o corpo a curar uma vasta gama de transtornos de saúde.

Eletroacupuntura: Uma leve corrente elétrica é administrada por intermédio das agulhas de acupuntura, normalmente pela ligação de fios de um aparelho de estimulação elétrica no cabo das agulhas de acupuntura com minúsculas pinças. A estimulação pode ser aplicada com eletrodos ligados diretamente aos pontos de acupuntura sem o uso de agulhas, embora tecnicamente essa não seja uma forma de acupuntura porque a pele não é perfurada.

Acupressura: Semelhante à acupuntura, em que os pontos de acupuntura são estimulados para equilibrar o qi e ajudar a curar uma vasta gama de transtornos de saúde, embora a pele não seja perfurada.

Fitoterapia chinesa: Embora se usem termos como "ervas" ou "fitoterapia", essa forma de terapia inclui substâncias que variam de plantas a fontes animais e minerais. As variedades para ingestão podem ser administradas em forma de pílulas, pós, líquidos, incluindo extratos líquidos, padrão ou na forma bruta, ingredientes secos que passaram por decocção (fervidos) como chás. Remédios tópicos à base de ervas, como líquidos, cremes, pós ou emplastros podem ser aplicados, diretamente sobre a pele.

Moxibustão: Diversos métodos de queima de uma determinada erva conhecida como "moxa" (*Artemisia vulgaris*) seja em pontos específicos, seja sobre uma região mais extensa. Originalmente desenvolvida no norte da China como um método para combater a "invasão do resfriado", a moxa é atualmente usada para o tratamento de uma variedade de problemas.

Nutrição chinesa ou dietoterapia: Um método exclusivo de usar alimentos com base em yin/yang e os modelos das cinco fases diferentes das noções modernas de considerar a composição química dos alimentos (conteúdo de vitaminas/minerais etc.).

Terapias por exercícios físicos: Diversos exercícios físicos, os mais populares desses sendo o tai chi chuan, o qi-gong (chi-gong) e exercícios respiratórios. Todos são baseados em yin/yang, princípios das cinco fases.

Qi-gong: Também conhecida como qi-gong medicinal, esta é a mais sutil de todas as terapias da medicina chinesa, em que o terapeuta usa o próprio qi para influenciar o qi do paciente, às vezes sem o toque físico.

Técnicas de massagem oriental, incluindo o tuina: Uma vasta gama de técnicas de massagem, pressão e manipulação, algumas das quais são semelhantes ao que poderíamos chamar de massoterapia no Ocidente.

Ventosas: Um método que usa taças de vidro, plástico ou bambu para melhorar a circulação. Cria-se um vácuo dentro da taça e depois ele é colocado sobre a pele. A sucção dentro das taças levanta ligeiramente a pele e depois as taças costumam ser mudadas de lugar. Um método que costuma ser usado para diversas dores musculares ou no tratamento de gripes e resfriados.

Técnicas de sangria: Usadas em conjunto com a acupuntura, consiste na extração de quantidades mínimas de sangue, geralmente apenas algumas gotas depois de uma punção superficial. Usadas para aliviar o calor e ajudar a circular o sangue estagnado dentro de um músculo. Esta técnica não é como a terapia de sangria copiosa usada na medicina pré-científica do Ocidente.

Gwa sa: Uma técnica semelhante, quanto ao funcionamento, às ventosas e envolvendo vários métodos de raspagem da pele para melhorar a circulação e eliminar "impurezas do sangue". Na Ásia, essa é uma técnica folclórica amplamente usada, especialmente em crianças. Uma vez que geralmente se usa um tipo de moeda grande, esta técnica também é conhecida como "cunhagem".

Ao pensar sobre quais doenças podem ser tratadas com a medicina chinesa, um fator a considerar é a formação do profissional e especialmente quantas ferramentas ele é capaz de usar para tratar as diferentes ocorrências. Um profissional formado apenas em acupuntura pode não ser tão eficaz como outro formado tanto em acupuntura como também no uso de algumas outras ferramentas da medicina chinesa. Outro fator a considerar é a questão de quais ferramentas um paciente permitiria que o profissional usasse no tratamento e também até que ponto o paciente está disposto a se tratar por si mesmo. Será que a pessoa que procura um acupunturista estará interessada em ingerir ervas ou praticar exercícios respiratórios? Existe um antigo ditado popular entre os médicos chineses: "Você pode passar uma receita para o paciente, mas não pode tomar o chá por ele." As pessoas que buscam ajuda devem compartilhar a responsabilidade pelo seu tratamento, especialmente em métodos da medicina reativa que tenta curar as doenças de modo natural. A resposta à pergunta sobre quais doenças podem ser tratadas satisfatoriamente com a medicina chinesa, então, reside parcialmente na questão de até que ponto a pessoa está disposta a se envolver para cooperar com o tratamento.

Eu apenas fiz uma breve descrição dos métodos de tratamento mais comuns usados na medicina chinesa. A grande maioria desses métodos são tipos de terapias da medicina reativa e, portanto, agem para ajudar o corpo a se curar sozinho como acontece no caso da acupuntura. Muitos acupunturistas licenciados terão aprendido a utilizar ao menos algumas dessas técnicas adicionais. A maioria dos outros profissionais de saúde que praticam a acupuntura aprenderam essa técnica como um complemento à sua formação básica na medicina ocidental e raramente aprendem a usar as técnicas adicionais disponíveis na medicina chinesa (embora tenham aprendido a usar outras técnicas da medicina ocidental). Vou considerar a formação dos diversos tipos de profissionais de saúde que usam algum tipo de técnicas da medicina chinesa no próximo capítulo.

Doenças que Podem Ser Tratadas com a Medicina Chinesa

Conforme discutido no capítulo anterior, as terapias ativa e reativa têm pontos fortes e fracos diferentes, incluindo os tipos de doenças que podem tratar. A medicina reativa ajuda o corpo a se curar por si próprio e, desse modo, funciona melhor para problemas que o corpo tenha potencial para curar. A medicina ativa funciona melhor para problemas que o corpo não tem potencial para curar. Se você tiver deslocado a articulação de um ombro, por exemplo, não pode tratar o problema apenas pela estimulação da capacidade de cura do corpo. Precisaria interferir diretamente no problema e manipular fisicamente a articulação para recolocá-la no lugar. Se a articulação estivesse para se inflamar, porém, isso poderia ser tratado com a medicina reativa, uma vez que o corpo tem a capacidade de combater a inflamação. Assim, quando pensar em que tipos de transtornos podem ou não ser tratados com uma terapia da medicina reativa como a acupuntura e a maioria das terapias restantes da medicina chinesa, deve-se considerar se a doença pode ou não ser tratada pela capacidade de cura do próprio corpo. É claro que essa nem sempre é uma pergunta simples de responder, uma vez que existem muitos fatores que vão determinar isso.

A Organização Mundial de Saúde (OMS) tem atuado intensamente na área dos métodos terapêuticos tradicionais de várias culturas. Ela reconhece que a acupuntura está se espalhando rapidamente ao redor do mundo e assim tem dedicado uma atenção especial ao aconselhar os países sobre como podem considerar a formação necessária para produzir acupunturistas especializados e os tipos de doenças que podem ser tratados. Embora afirmando que depende da autoridade médica de cada país decidir quais doenças devem ser tratadas com a acupuntura, a OMS forneceu uma diretriz genérica, compilando uma lista abrangente de experiências clínicas controladas com a acupuntura, e então dividindo esses achados em quatro categorias. Essas categorias abrangem uma grande variedade de doenças, desde transtornos para as quais a acupuntura tem sido claramente comprovada eficaz, até aquelas doenças para as quais foram feitos menos estudos, mas as evidências sugerem que pode valer a pena experimentar o uso da acupuntura.

Uma análise dessas quatro categorias mostra que, como regra geral, as doenças para cujo tratamento a acupuntura mostrou-se claramente eficaz são amplamente doenças que reagem prontamente à capacidade de cura do próprio corpo. Por outro lado, as doenças para as quais a eficácia da acupuntura é menos certa tendem a ser do tipo para o qual a capacidade de cura do próprio corpo apenas pode não ser eficaz. A primeira lista é, portanto, dominada por certas doenças como a febre do feno, dor de cabeça, dor na base das costas, enjôo matinal e cotovelo de tenista — condições que o corpo claramente tem a capacidade de curar. Na segunda lista começamos a encontrar mais doenças para as quais a capacidade de cura do corpo em si é menos certa, tais como bronquite asmática, infertilidade e colite ulcerativa crônica. As duas últimas listas são constituídas por doenças como acromatopsia (ou "cegueira completa para as cores"), surdez e doença cardíaca pulmonar crônica, e então coma, convulsões e encefalite virulenta. Essas últimas doenças são bons exemplos daquelas que a capacidade de cura do próprio corpo poderia *possivelmente* tratar, mas para as quais as chances de isso acontecer são consideravelmente menores do que para os transtornos da primeira e segunda listas. Uma categoria não relacionada pela OMS é a daquelas doenças para as quais a acupuntura é claramente não eficaz. Uma lista dessas seria dominada por doenças que requerem a medicina ativa, tal como trauma grave, infecções agressivas, degeneração mórbida das articulações, transtornos congênitos, ou uma série de doenças quase fatais. Quando digo que a acupuntura não seria eficaz no tratamento dessas doenças, porém, quero dizer como o tratamento básico destinado a curar ou controlar esses problemas. A acupuntura ou outras terapias reativas podem ser bem úteis como uma terapia complementar nessas doenças para aliviar a dor, acelerar a recuperação ou pelo menos aumentar a sensação de bem-estar.

Embora essas listas apenas reflitam doenças para as quais foram conduzidos experimentos controlados com a acupuntura e não podem abranger todas as doenças possíveis, uma análise dessas listas dá uma boa visão geral dos tipos de mal que são mais tratáveis com a acupuntura. As listas da OMS, conforme é apresentado na sua página da Internet sob o título *"Acupuncture: Review and analysis of reports on controlled clinical trials"*,* são as seguintes.

Doenças e Transtornos que Podem Ser Tratados com Acupuntura

As doenças ou transtornos para os quais a terapia pela acupuntura tem sido testada em experimentos clínicos controlados na literatura médica recente podem ser classificadas em quatro categorias, conforme mostrado abaixo.

---

* "Acupuntura: Análise crítica de relatos sobre experimentos clínicos controlados." (N.T.)

1. Doenças, sintomas ou condições para os quais a acupuntura mostrou-se comprovadamente — por meio de experimentos controlados — um tratamento eficaz:

Artrite reumatóide
Ciática
Cólica biliar
Cólica renal
Cotovelo de tenista
Depressão (incluindo neurose depressiva e depressão posterior a derrame)
Derrame
Disenteria bacilar aguda
Dismenorréia primária
Dor de cabeça
Dor facial (incluindo transtornos craniomandibulares)
Dor na base das costas
Dor na cirurgia dental (incluindo dor de dentes e disfunção temporomandibular)
Dor na nuca
Dor no pós-operatório
Dor nos joelhos
Enjôo matinal
Entorse
Epigastralgia aguda (em úlcera péptica, gastrite crônica e aguda e espasmo gástrico)
Hipertensão essencial
Hipotensão primária
Indução do parto
Leucopenia
Má posição do feto, correção da
Náusea e vômito
Periartrite do ombro
Reações adversas à radioterapia e/ou quimioterapia
Rinite alérgica (incluindo febre do feno)

2. Doenças, sintomas ou condições para os quais o efeito terapêutico da acupuntura foi demonstrado mas para os quais são necessárias mais provas:
   Acne vulgar
   Artrite gotosa
   Asma brônquica
   Colecistite crônica com exacerbação aguda
   Colelitíase
   Colite ulcerativa crônica
   Convalescença pós-operatória
   Coqueluche
   Demência vascular
   Dependência de álcool e desintoxicação
   Dependência de ópio, cocaína e heroína
   Dependência do fumo
   Diabete melito, não insulino-dependente
   Disfunção articulatória temporomandibular
   Disfunção sexual masculina, não-orgânica
   Distrofia simpática reflexa
   Doença de Ménière
   Dor abdominal (em gastrenterite aguda ou em conseqüência a espasmo intestinal)
   Dor aguda na coluna
   Dor de garganta (incluindo tonsilite)
   Dor de ouvido
   Dor de tromboangiite obliterante
   Dor em conseqüência de exame endoscópico
   Dor nos olhos em conseqüência de injeção subconjuntival
   Dores do câncer
   Dores do parto
   Epistaxes simples (sem doença generalizada ou local)
   Espasmo facial
   Esquizofrenia
   Febre hemorrágica epidêmica
   Fibromialgia e fascite
   Hepatite B, estado de portador do vírus

Herpes-zóster (alfa-herpesvírus 3 humano)
Hiperlipemia
Hipo-ovarianismo
Infecção recorrente do trato urinário inferior
Infertilidade feminina
Insônia
Lactação, deficiência
Lesão craniocerebral fechada
Neuralgia pós-herpética
Neurodermatite
Neurose cardíaca
Obesidade
Osteoartrite
Paralisia de Bell
Perturbação gastrocinética
Pós-extubação em crianças
Prostatite crônica
Prurido
Retenção urinária traumática
Sialismo induzido por medicamento
Síndrome da dor radicular ou pseudo-radicular
Síndrome de Raynaud primária
Síndrome de Sjögren
Síndrome de Tietze
Síndrome de Tourette
Síndrome do ovário policístico (síndrome de Stein-Leventhal)
Síndrome do *stress* da competição
Síndrome pré-menstrual
Síndrome uretral feminina
Tensão na nuca
Urolitíase

3. Doenças, sintomas ou condições para os quais existem apenas experimentos individuais controlados relatando alguns efeitos terapêuticos, mas para os quais vale a pena experimentar a acupuntura porque o tratamento pelas terapias convencionais e outras é difícil:

Acromatopsia, ou "cegueira completa para as cores"
Bexiga neuropática na lesão da medula espinhal
Coroidopatia serosa central
Hipofrenia
Melasma
Pequenas obstruções das vias respiratórias
Síndrome do cólon irritável
Surdez

4. Doenças, sintomas ou condições para os quais a acupuntura pode ser experimentada, desde que o profissional tenha um conhecimento especializado da medicina moderna e um equipamento de monitoração adequado:
Coma
Convulsões em crianças
Diarréia em crianças e bebês
Doença cardíaca coronariana (angina do peito)
Encefalite virulenta em estágio avançado em crianças
Parada respiratória em doença pulmonar obstrutiva crônica
Paralisia bulbar e pseudobulbar progressiva

Distinção Entre o que Pode e o que Não Pode Ser Curado pelo Corpo Sozinho

O mais importante que eu faço quando alguém me procura na primeira consulta é procurar obter o máximo de informações sobre essa pessoa para determinar até que ponto as terapias que pratico poderão ser eficazes no caso dela. O que realmente tento entender é se, na condição em que se encontra, a pessoa vai reagir ou não aos efeitos da medicina reativa ao tentar estimular a capacidade de cura do corpo a alcançar o seu potencial máximo. Infelizmente, nem sempre consigo ter certeza disso ao determinar se o problema da pessoa é do tipo que o corpo é capaz de curar. Embora seja verdade que a medicina reativa deva ser capaz de tratar aquelas condições que podem ser curadas pela capacidade inata de cura do corpo, existem exceções. Por exemplo, imagine um diabético que tem um pequeno corte no pé. Na maioria das vezes, um pequeno corte no pé pode ser curado pela capacidade de cura do próprio corpo e seria estimulado a fazer isso mais depressa pelo tipo certo de medicina reativa como a acupuntura. Muitos diabéticos, porém, têm grande dificuldade de curar cortes ou outros ferimentos, especialmente nas extremidades inferiores do corpo. Isso acontece porque a sua doença pode afetar adversamente uma vasta gama de processos corporais, incluindo a redução da circulação nas extremidades inferiores. É trágico que, no caso de alguns diabéticos, um pequeno corte ou ferimento nas extremidades inferiores do corpo possa ulcerar-se, levando à gangrena que pode exigir a amputação do membro afetado.

Será possível que uma terapia reativa como a acupuntura, que normalmente funciona tão bem no estímulo à cura de um ferimento, consiga ajudar a cura de um corte que não cicatriza no pé de um diabético? A resposta é que é possível, mas então mais uma vez pode ser que não. A acupuntura deve ser sempre capaz de ajudar nos esforços de cura de um diabético para que sejam mais eficazes, mas pode ser difícil saber em cada caso se a ajuda que ela propicia será suficiente para fazer a diferença necessária. Muitos problemas de saúde têm um limite crítico que faz toda a diferença do mundo. Do lado errado desse limite, os esforços de cura do corpo conseguem levar vantagem e resolver o problema. Alguns diabéticos com um corte no pé podem estar tão distantes desse limite decisivo que o aumento nos esforços do corpo pela própria cura incentivado pela acupuntura não será suficiente para dar a volta por cima e sanar o problema. Em outros casos, a ajuda da medicina reativa levará a reação à frente desse limite e propicia aos esforços do corpo para se curar a vantagem necessária, sanando assim o problema.

Como é que alguém sabe se um problema está próximo o bastante do limite crítico e tem probabilidade de ser ajudado pela medicina reativa ou se passou demais desse limite? Na medicina chinesa, procuramos vários sinais que nos ajudam a determinar até que ponto o paciente está distante demais do ponto de equilíbrio, mas até mesmo sem essa formação especializada existem alguns indícios comuns que se deve considerar para ajudar as pessoas a terem uma idéia de quais são as chances de que seu problema reagirá à medicina reativa. Por exemplo, qual é o estado de saúde geral da pessoa, idade e assim por diante? Usando outra vez o exemplo do diabetes, um diabético com um ferimento no pé que se encontra em bom estado de saúde geral tem mais chances de sarar do que outro cujo estado geral seja ruim — talvez prejudicado por outros problemas de saúde — ou que está com um grave excesso de peso e assim por diante. Uma pessoa mais jovem no mesmo nível de saúde que uma mais idosa tem maior probabilidade de se sair melhor, mas se a pessoa mais idosa está em melhores condições de saúde de modo geral, então poderá ter mais chances do que a pessoa mais jovem.

Considerando tudo o que foi dito, então, quando pensar sobre quais problemas de saúde podem ser tratados com a acupuntura e as demais técnicas da medicina chinesa, é preciso considerar se o problema é de um tipo que tem o potencial de ser curado com os esforços de autocura do corpo. Em seguida, é preciso levar em conta muitos aspectos do estado de saúde geral do paciente: idade, peso, os medicamentos que está tomando e assim por diante. Será que a pessoa estará disposta a seguir as indicações sobre exercícios físicos, ou irá consumir os medicamentos fitoterápicos para aumentar as suas chances de recuperação? Finalmente, e quanto à formação do profissional de saúde? Quantas técnicas ele tem à disposição, e qual o nível de experiência dele com cada uma dessas técnicas? Na vida real do tratamento de saúde, costuma ser mais uma questão de se uma determinada pessoa com um problema de saúde pode ser tratada por um determinado profissional de saúde do que se uma determinada doença pode ser tratada por um determinado tipo de terapia. Um profissional de saúde que tem uma formação sólida em acupuntura ou outro tipo de terapia reativa deve ser capaz de ajudar a determinar as chances de sucesso com base nesses e em outros fatores.

Quantas Sessões de Tratamento Podem Ser Necessárias?

Além de querer saber quais tipos de problemas podem ser tratados com a medicina chinesa, as pessoas também querem saber quantas sessões de tratamento vai exigir ou quanto tempo vai durar o tratamento. Uma vez que a medicina chinesa é quase exclusivamente um método de medicina reativa e esse método difere muito de pessoa para pessoa, responder a essa pergunta também é difícil. Alguns dos fatores que discuti anteriormente ao mencionar quais os tipos de condições que podem ser tratados também se aplica neste caso: a idade do paciente, o seu estado de saúde geral e assim por diante.

Como regra geral, quanto mais antigo for o problema da pessoa, mais extenso será o tratamento. Felizmente, isso não significa que para tratar a doença seja preciso exatamente o mesmo tempo que a doença levou para se desenvolver. Eu digo aos meus pacientes que se um problema levou anos para se desenvolver, pode levar meses para ser tratado, um problema que levou meses para se desenvolver normalmente poderá levar semanas para ser tratado, um que levou semanas para se desenvolver poderá levar apenas alguns dias para ser tratado, e algo que acabou de aparecer pode se resolver em apenas uma ou duas sessões de tratamento.

Por mais que demore o tratamento com a acupuntura e a acupressura, as sessões normalmente começam em um ritmo constante, muitas vezes de duas a três sessões por semana, então a freqüência é reduzida para uma vez por semana ou uma semana sim, outra não. Em algumas condições agudas, geralmente é conveniente fazer tratamentos diários para ter o problema sob controle antes de espaçar as demais sessões. A freqüência das sessões é ditada mais pelo custo do que pelo valor terapêutico. Embora os chineses no momento estejam começando a deixar de lado uma medicina completamente socializada, ao longo das últimas décadas muitos serviços médicos eram oferecidos gratuitamente. Nesse sistema, a acupuntura costumava ser feita diariamente, quem sabe por dez dias seguidos. Isso era chamado de "série" de sessões de tratamento. Alguns pacientes faziam várias séries de sessões. Embora haja uma certa cobertura pelo seguro de saúde para os tratamentos com acupuntura, muitos pacientes têm de pagar pelo tratamento do próprio bolso. Em razão dessas preocupações com o custo, muitos acupunturistas aprenderam a extrair o máximo de benefícios de um número menor de sessões mais espaçadas, conforme mencionado anteriormente. Se a pessoa pode pagar, é melhor fazer um tratamento mais freqüente, uma vez que isso pode acelerar a recuperação.

Gosto de comentar com os meus pacientes que cada processo de tratamento tem uma fase inicial, uma intermediária e uma final. A fase inicial consiste em fazer com que aconteça algo positivo para eles; a fase intermediária é aquela em que se consolidam os progressos conseguidos e se procura melhorar até onde for possível. A fase final é a que torna a melhora mais duradoura possível. Embora cada pessoa seja diferente da outra e possa reagir de maneira diferente ao tratamento, aqueles pacientes que partem de uma resposta mais rápida e mostram uma melhora mais cedo na primeira fase, geralmente acabam precisando de menos sessões do que aqueles que demoram a reagir no início até ver alguma melhora. Por causa disso, costumo dizer às pessoas que só serei capaz de aconselhá-las sobre quantas sessões acabarão sendo necessárias depois que vejo como elas reagem na primeira fase. Em casos complexos, geralmente recomendo cinco a oito sessões ao longo de três a cinco semanas com uma boa primeira fase. A maioria das pessoas deve mostrar algum progresso durante esse período, e então, dependendo do grau do progresso alcançado, serei capaz de dizer quantas sessões mais provavelmente serão necessárias até o fim do tratamento. Algumas pessoas apresentam uma melhora significativa com uma ou duas sessões de tratamento e podem exigir apenas mais algumas sessões depois disso, especialmente se o seu problema for de origem recente. Os problemas complexos e crônicos podem apenas começar a reagir depois de cinco a seis sessões de tratamento.

Por maior que seja o número de sessões necessárias até que os sintomas comecem a melhorar, depois que a melhora começa e a pessoa passa à segunda fase do tratamento, essa melhora deve aumentar com o tempo. Isso pode não acontecer em todos os tratamentos, mas de maneira geral o progresso deve ser constante. Essa fase é como observar um gráfico de crescimento do mercado de ações: pode haver uma queda em um dia, mas de maneira geral você acaba notando uma melhora constante. No fim das contas, essa melhora se estabiliza, seja com a eliminação de todos os sintomas, seja com apenas uma melhora parcial. Se a melhora for apenas parcial, é possível que a continuidade do tratamento uma vez mais fará as coisas melhorarem até outra estabilidade, em outro plano de melhora. Saber se o tratamento chegou ao seu ponto máximo terapêutico ou se apenas se trata de uma estabilização temporária é uma das coisas mais difíceis da medicina reativa. Às vezes é sensato fazer uma pequena pausa no tratamento, quem sabe de duas ou três semanas, antes de começar outra rodada de sessões, uma vez que isso pode ajudar a impulsionar a melhora outra vez.

Depois que o ponto máximo terapêutico do tratamento for alcançado, as fases finais do tratamento consistem em fazer algumas sessões a mais intercaladas por períodos mais longos, talvez, duas a três semanas. Isso é feito para ver se a melhora subsiste ou se os sintomas retornam. Se os sintomas retornarem, então não se chegou à última fase, e será preciso continuar o tratamento. Se os sintomas não retornarem, então o tratamento poderá ser suspenso, e o problema não deve retornar. As pessoas costumam perguntar se os efeitos da acupuntura são temporários. Não deveriam ser, a menos que ocorra uma tensão significativa na região afetada que foi tratada. Por exemplo, se alguém sofreu de dores na base das costas por dez anos e passa por três meses de tratamento em que a dor se resolve completamente, a dor não deve retornar duas semanas, ou até mesmo dois meses, depois que o tratamento é interrompido. Nesse exemplo, se esse paciente tiver uma queda um ou dois anos depois e cair de costas, pode desenvolver a dor na base das costas outra vez, mas de outra maneira o problema original deve ter sido curado, uma vez que a medicina reativa ajuda o corpo a curar a si mesmo.

Capítulo Oito

COMO ENCONTRAR UM
PROFISSIONAL ESPECIALIZADO

Mencionei no capítulo anterior que a verdadeira questão geralmente não é tanto se um tipo de terapia pode tratar uma doença específica mas se uma pessoa com um determinado problema de saúde pode ser ajudada por um determinado profissional de saúde. Mais do que tudo, o tratamento de saúde na verdade se resume a pessoas ajudando pessoas. Embora seja importante a definição do tipo de método — especificamente a medicina ativa ou a medicina reativa —, igualmente importantes são a formação, a experiência e o grau de atendimento que um determinado profissional oferece para a relação agente de cura-paciente.

O lado bom da acupuntura é que, como norma geral, o procedimento é muito seguro — muito mais do que a média de muitos métodos da medicina ocidental. Vou tratar dos riscos da acupuntura mais adiante neste capítulo; o motivo pelo qual menciono a segurança relativa da acupuntura é para sugerir que o principal problema em ser tratado por alguém que não recebeu um treinamento completo em acupuntura é não tanto que esse profissional possa lhe causar algum dano mas que terá menos possibilidade de lhe fazer algum bem. No capítulo 6, classifico a acupuntura como um tipo de medicina reativa que pode ser tão difícil de fazer funcionar como tentar fazer alguém espirrar acariciando-lhe o nariz com uma pena. Os profissionais com mais treinamento e experiência em acariciar narizes conseguirão a maior porcentagem de espirro entre as pessoas do que os menos treinados e experientes, mas nenhum dos dois causará algum mal em tentar. É claro que a acupuntura oferece mais riscos do que acariciar o nariz com uma pena, mas o que quero dizer é que, em razão da relativa segurança da acupuntura, não posso honestamente lhe dizer que você nunca deve considerar receber um tratamento de acupuntura de algum acupunturista que não recebeu um treinamento completo. Algumas pessoas que buscam os serviços de acupuntura podem achar que o seu único recurso para esses serviços seja de outros campos de tratamento de saúde. Qualquer que seja a situação, eu recomendo que, além do conselho baseado no bom senso que indiquei anteriormente, tenha sempre em mente que se você está sendo tratado com a acupuntura e o seu problema não está melhorando, isso não significa necessariamente que a acupuntura não pode ajudar você. Pode ser que a pessoa que faz o tratamento não é confiável o suficiente para fazer a acupuntura funcionar no seu caso e que outra pessoa com mais capacidade poderia fazer isso acontecer. Isso se aplica especialmente se o seu problema de saúde tem maior probabilidade de reagir à acupuntura, conforme discutido no capítulo anterior.

Riscos Associados à Acupuntura

Várias vezes fiz afirmações com relação à relativa segurança da medicina reativa, incluindo a acupuntura. No entanto, nenhum método de cura que tenha a capacidade de mudar positivamente uma doença pode fazê-lo à custa de absolutamente nenhum risco. Quando comparada com outros métodos de cura, especialmente os que obtêm maior sucesso no tratamento de problemas de saúde, a acupuntura oferece consideravelmente menos riscos. Um estudo recente publicado na edição de janeiro/fevereiro de 2004 da revista médica *Alternative Therapies* considerava todos os relatos de eventos adversos associados à acupuntura em todas as fontes de língua inglesa ao longo dos últimos 35 anos. Eles descobriram apenas 202 eventos relatados, o que dá uma média de apenas seis casos por ano, num total de 22 países!

A maioria desses relatos (124) aconteceu durante um período de dez anos de 1975 a 1985 quando a acupuntura tinha acabado de entrar em cena no Ocidente e os padrões de instrução eram mínimos. Os relatos desses eventos mostraram um declínio, com apenas quinze casos sendo relatados nos anos de 1996-1999.

Os riscos associados à acupuntura podem ser divididos em duas categorias: secundários e importantes. Ambas essas categorias foram consideradas no estudo anteriormente mencionado. Os riscos secundários incluem coisas como contusões, tontura ou fraqueza, além de irritação da pele. Os riscos importantes incluem problemas graves como contágio de hepatite ou perfuração de órgãos internos. Os riscos secundários de contusões, tontura ou fraqueza e assim por diante são muitas vezes inevitáveis mas rapidamente superados sem efeitos duradouros. Os riscos importantes envolvendo infecção ou perfuração de tecidos sensíveis são quase sempre evitáveis e, na maioria das vezes, acontecem por causa da inexperiência ou desinformação, enganos ou acidentes. Em outras palavras, quando a acupuntura é realizada da maneira que é ensinada nos cursos de formação reconhecidos, os riscos importantes são quase inexistentes.

Todos os casos conhecidos de contágio de uma doença infecciosa como a hepatite ocorreram quando os protocolos estabelecidos para o uso higiênico das agulhas de acupuntura não foram seguidos. Esse risco é atualmente quase inexistente, uma vez que a grande maioria dos acupunturistas usa agulhas descartáveis. Os outros tipos de infecções possíveis com a acupuntura derivam de infecções bacterianas que podem ocorrer com um corte na pele, com um corte que é infeccionado. A maneira mais comum desse caso — embora, não obstante, ela seja extremamente rara — pode acontecer com determinadas técnicas em que um tipo de agulha minúscula é deixada no corpo por vários dias. Uma dessas técnicas envolve deixar pinos muito pequenos nas orelhas cobertos com fita. Outro tipo, comum no Japão ou entre os que utilizam técnicas no estilo japonês, usam minúsculas agulhas que são colocadas sob a pele em determinados pontos do corpo. Considerando que esses dispositivos são deixados sob a pele por períodos longos de tempo, eles oferecem um risco maior de se tornar infectados. É preciso tomar cuidado para manter limpos os locais dessas agulhas, assegurando-se inclusive de que as suas mãos estejam limpas se houver a instrução de estimular (pressionar) os pontos de tempos em tempos. Também deve haver instruções claras para remover esses dispositivos, como os dispositivos corporais que podem se alojar sob a pele se esquecidos e não removidos.

O risco muito raro mas grave de perfurar tecidos sensíveis normalmente envolve a introdução de agulhas mais profundamente do que os padrões aceitáveis. A profundidade adequada da inserção das agulhas é um aspecto importante na instrução de um acupunturista com boa formação. Embora tenha havido casos de a acupuntura causar uma perfuração num órgão interno, ou na medula espinhal ou numa veia importante, tais incidentes ocorrem muito mais raramente do que um em vários milhões de tratamento pela acupuntura. As pesquisas também sugerem que essa já rara complicação tem menor probabilidade de acontecer hoje em dia, em que se elevaram os padrões mínimos dos cursos de instrução formal em acupuntura. A perfuração de um pulmão pode levar à pneumotórax ou ao colapso do pulmão. Deve-se observar, contudo, que a imensa maioria de casos de pneumotórax não envolve a acupuntura, e alguns acontecem sem razão conhecida, portanto é possível que um paciente de acupuntura que sofra um colapso do pulmão possa ter desenvolvido o problema por outros motivos.

Embora quase todos os maiores riscos possam ser evitados pelo simples fato de o praticante ter a formação adequada e seguir os métodos recomendados, em casos extremamente raros podem acontecer complicações a despeito de seguir os protocolos estabelecidos. Algumas pessoas podem ter vasos sangüíneos importantes em regiões do corpo onde não são normalmente encontrados ou outros tipos de anormalidades físicas que poderia levar a acidentes por anomalia. As chances de isso acontecer são infinitesimais mas não impossíveis. Outros fatores a serem considerados são o uso de medicamentos para afinar o sangue ou marcapassos. Os pacientes devem informar o acupunturista dessas características. No caso de medicamentos para afinamento do sangue, o acupunturista deve evitar as técnicas de sangria. Se um paciente usa um marcapasso, deve ser evitada a acupuntura elétrica, especialmente próximo à região do peito.

Embora a acupuntura possa causar dor durante o tratamento, muito raramente causa alguma dor residual, como geralmente acontece, por exemplo, depois de ser atingido por um disparo de arma de fogo. Se a região onde foi aplicada a acupuntura permanecer dolorida por muito tempo depois da remoção das agulhas, isso é um sinal de lesão nos tecidos locais. Informe a ocorrência ao seu acupunturista, para que ele possa instruí-lo sobre como acelerar a recuperação do problema. A maioria das dores relacionadas à acupuntura, incluindo as lesões raríssimas comentadas acima, pode ser significativamente reduzida com o uso de agulhas mais finas. Muitos acupunturistas hoje em dia preferem o uso de agulhas mais finas, embora alguns prefiram as mais grossas. Se você sentir que a acupuntura incomoda, discuta o assunto com o seu acupunturista. Se não ficar satisfeito com o que ele lhe disser, procure outro acupunturista que use agulhas mais finas. As agulhas mais finas preferidas por muitos acupunturistas (e os seus pacientes) podem ter a espessura de um fio de cabelo humano!

O resultado final desses riscos relacionados à acupuntura, portanto, é que embora as complicações secundárias e temporárias como um ferimento ou tontura seguidos ao tratamento são muitas vezes inevitáveis, os riscos mais graves e extremamente raros podem, na maioria das vezes, ser evitados pelo uso de agulhas descartáveis e pela formação adequada na técnica correta de aplicação das agulhas que resulta de uma formação do mais alto nível.

Riscos Associados à Acupressura

Os maiores riscos relativos à acupressura são ainda menores do que os ligados à acupuntura. Como no caso da acupuntura, a maioria desses riscos pode ser evitada com a escolha de um profissional que tenha a formação adequada. E assim como acontece com a acupuntura, os riscos menores envolvem conseqüências como uma contusão ou tontura. Algumas técnicas de tratamento por acupressura são bem dolorosas — outras não. Os riscos mais graves podem ocorrer se for aplicada uma forte pressão sobre a coluna vertebral ou sobre as costelas, especialmente se o paciente sofre de osteoporose (ossos quebradiços). A pressão intensa deve ser usada com cautela sobre o abdome, as mamas e os orifícios, e evitada em casos envolvendo torções, inchaços, glândulas linfáticas, ruptura da pele ou problemas de pele, tumores ou fraturas.

Riscos Associados à Fitoterapia Chinesa

Ao longo de literalmente milhares de anos de uso, os chineses e outros povos do Extremo-Oriente desenvolveram o mais amplo e abrangente corpo de conhecimentos sobre as substâncias naturais para uso medicinal que o mundo jamais conheceu. Além de aprender como obter o maior benefício desses remédios naturais, eles também aprenderam muita coisa sobre como usá-los de uma maneira segura.

Os chineses dividiram muitas das mais de 10.000 substâncias identificadas para uso medicinal em três categorias, a que denominaram superior, média e inferior. Essa classificação foi um tipo de combinação do sentimento expresso por dois ditados que conhecemos no Ocidente: "Melhor prevenir do que remediar" e "Em primeiro lugar, não fazer mal". As ervas superiores eram aquelas basicamente usadas para a prevenção ao ajudar a fortalecer ou "tonificar" a saúde antes de adoecer. Essas ervas também eram as mais seguras, e muitas na natureza eram praticamente as mesmas usadas como alimento. Essas substâncias se qualificam como medicamentos reativos. As ervas inferiores eram aquelas que eram as mais eficazes na sua capacidade de mudar o curso de uma doença instalada. Algumas dessas substâncias qualificam-se como medicamentos ativos semelhantes aos medicamentos modernos e contêm o mais alto risco de efeitos colaterais indesejados. Esses são os tipos de substâncias em que os modernos laboratórios estariam interessados como ingredientes ativos de novos medicamentos. As ervas médias eram aquelas no meio entre as duas anteriores — substâncias que tinham algum potencial para efeitos colaterais indesejados mas não tão graves como as ervas inferiores e capazes de tratar doenças mas não de maneira tão eficaz como as ervas inferiores. Algumas dessas ervas são medicamentos reativos, outras são medicamentos ativos.

A classificação dessas substâncias medicinais nessas categorias mostra até que ponto os chineses enfatizam tanto a prevenção quanto a segurança. Por causa dessa ênfase, eles não só conseguiram aprender sobre quais substâncias possuíam um determinado grau de risco, mas também aprenderam como conviver com o nível de risco, desenvolvendo tanto protocolos para dosagens quanto maneiras de processar e combinar as ervas para reduzir os seus efeitos negativos ao mesmo tempo que mantinham os seus efeitos medicinais. Entretanto, compreender esses riscos requer um aprendizado.

Mencionei no capítulo anterior que a maioria das ervas chinesas é tomada sem a orientação de um profissional treinado no seu uso. Como no caso da acupuntura e da acupressura, grande parte dos riscos associados à fitoterapia chinesa podem ser significativamente reduzidos ao se procurar um profissional com uma sólida formação na área.

Os riscos secundários associados à fitoterapia chinesa basicamente giram ao redor de sintomas do aparelho digestivo — perturbação estomacal, diarréia ou constipação e assim por diante. Esses problemas são semelhantes às conseqüências de ingerir alimentos que "não combinam com você" e normalmente desaparecem rapidamente quando o seu corpo se ajusta às ervas. Esses sintomas podem acontecer com ervas de todas as três categorias. Os maiores riscos associados à fitoterapia chinesa derivam quase inteiramente daquelas classificadas como ervas inferiores. Como acontece com os medicamentos modernos, algumas dessas substâncias são tóxicas para o corpo e podem se acumular dentro do organismo e causar dano para uma série de órgãos internos, especialmente os rins, o fígado e o cérebro. Essas substâncias especialmente só devem ser consumidas sob a orientação de um profissional treinado, assim como a prescrição de medicamentos só deve ser tomada sob a orientação de um médico licenciado. Quero enfatizar, contudo, que o número de substâncias usadas na medicina chinesa que apresentam esse nível de risco tão comum na moderna terapia por medicamentos é apenas uma pequena fração de milhares de substâncias que constituem a fitoterapia chinesa.

Outra fonte de risco associada às ervas chinesas tem a ver com os fabricantes dos produtos fitoterápicos chineses que rotulam falsamente os seus produtos. Alguns produtos fitoterápicos chineses foram descobertos contendo drogas farmacêuticas ocidentais. Os mais perigosos dentre esses originam-se de empresas clandestinas que vendem principalmente pelo correio, incluindo a Internet. Esses são criminosos que buscam tirar vantagem de consumidores mal-informados. A maioria destes anuncia curas milagrosas para determinadas doenças, como diabetes, AIDS ou câncer. Em contraste, também existem muitas empresas de fitoterapia chinesa com ótima reputação; essas empresas, porém, não alegam ser capazes de curar doenças graves. Um fitoterapeuta chinês experiente sabe quais empresas são confiáveis e de boa reputação, e será capaz de aconselhar você a respeito do que confiar e o que evitar.

Outra categoria de falsidade na rotulagem de produtos fitoterápicos chineses é muito menos perigosa, mas ainda assim é preocupante. São os produtos que procedem do Extremo-Oriente, incluindo alguns da China. Há muitas empresas que vendem produtos fitoterápicos chineses aos quais rotulam como produtos "patenteados", embora esses produtos não estejam sob a vigência de patentes conforme entendido pela legislação ocidental. Esses produtos são semelhantes aos medicamentos comprados sem receita médica, os quais são bem conhecidos dos consumidores. Descobriu-se que uma minoria desses produtos contém alguns produtos farmacêuticos ocidentais, embora na maioria se tratem mais de tipos de anti-histamínicos ou analgésicos. O governo chinês tem atacado essas empresas, e esses problemas tornaram-se menos comuns nos dias atuais. Uma vez mais, os profissionais treinados e que trabalham conscientemente com essas substâncias serão mais bem informados sobre quais empresas têm a melhor reputação.

Considerando que o número de substâncias usadas na fitoterapia chinesa é imenso, é impossível ser 100% seguro de que todo o risco possível foi descoberto. É possível que algum risco envolvendo algumas dessas substâncias ainda não foi claramente compreendido ao longo de gerações de uso na medicina chinesa. O mesmo se aplica, porém, em relação aos medicamentos que tomamos todos os dias que foram aprovados para a venda pelo sistema de testes e supervisão do governo. Acredito firmemente, contudo, que as ervas chinesas, nas mãos de um profissional treinado no seu uso, nos oferece um recurso terapêutico muito mais seguro do que os medicamentos ocidentais à nossa disposição. Isso não significa, porém, que as ervas chinesas sejam sempre mais eficazes. Como poderosos agentes da medicina ativa, muitos medicamentos ocidentais são mais eficazes para doenças graves do que até mesmo a mais eficaz das ervas chinesas. Um profissional experiente será capaz de atuar ao seu lado para dizer em que condições os medicamentos mais seguros da medicina chinesa são indicados e quando os medicamentos de maior risco são necessários.

Finalmente, pode haver preocupações sobre as interações entre o uso de ervas chinesas e os medicamentos, normalmente indicados como interações "ervas/medicamentos". A mistura de medicamentos diferentes, seja ervas com medicamentos, medicamentos com outros medicamentos ou ervas com outras ervas, necessariamente trazem algum risco de um efeito combinado que oferece riscos à saúde além dos medicamentos tomados isoladamente. Existem muito poucas evidências concretas para provar que as fórmulas tradicionais com ervas chinesas, tomadas segundo a orientação de um profissional experiente, possam causar interações adversas de ervas e medicamentos. Essa questão é na verdade muito difícil de provar cientificamente além da dúvida, uma vez que a maioria dos profissionais que prescrevem ervas chinesas o faz com cautela e evita usar ervas que são até mesmo *suspeitas* de ter o potencial de interagir com outros medicamentos. Os profissionais treinados no uso de ervas chinesas têm muito bons recursos à disposição para manter-se atualizados sobre interações suspeitas de ervas e medicamentos, e essa é outra razão pela qual se deve buscar o conselho de um profissional experiente antes de usar as ervas chinesas no tratamento de problemas de saúde. *Lembre-se sempre de informar ao seu fitoterapeuta os medicamentos que está tomando, e ao seu médico sobre as ervas que está consumindo.*

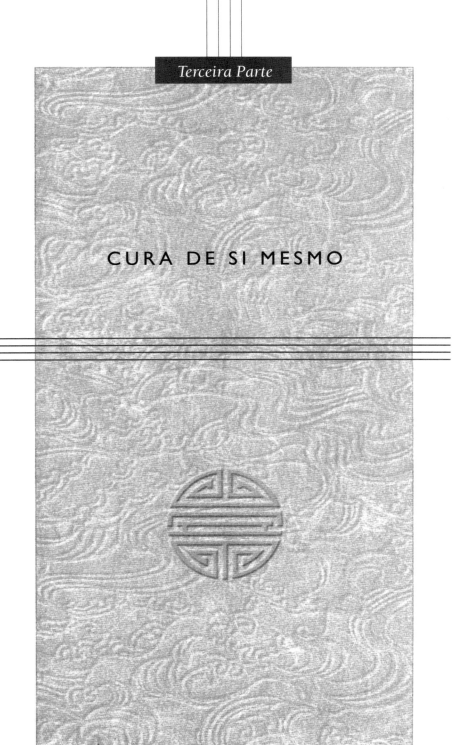

Terceira Parte

CURA DE SI MESMO

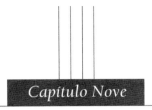

Capítulo Nove

TRATANDO A SI MESMO, A FAMÍLIA E OS AMIGOS COM A ACUPRESSURA

Neste capítulo, vou analisar alguns pontos de acupressura que você pode usar em si mesmo ou em outra pessoa para tratar alguns problemas de saúde comuns. Será uma análise breve de alguns pontos mais importantes, que não pretende ser abrangente ou de maneira nenhuma substituir os serviços de um profissional de saúde. Algumas precauções antes de começarmos: não se deve praticar a acupressura sobre ferimentos, tecidos inflamados como em uma articulação torcida, diretamente em glândulas linfáticas ou outros nódulos sob a pele, ou quando sob a influência de drogas ou álcool, ou extremamente fatigado. Alguns pontos de acupressura, a maioria deles nas extremidades inferiores, não devem ser estimulados durante a gravidez, em especial nos seus estágios finais, uma vez que podem estimular contrações uterinas. (Contrariamente, os pontos da parte superior do corpo podem ajudar a prevenir o aborto.) Vou identificar os pontos que devem ser evitados durante a gravidez assinalando-os como "contra-indicados na gravidez".*

---

* A precaução relativa a alguns pontos contra-indicados durante a gravidez é um bom exemplo da tolerância zero com relação a efeitos colaterais típicos da acupuntura/acupressura.

Costumo dizer aos estudantes de acupuntura e acupressura que aprender a sentir os pontos problemáticos e depois estimulá-los é tão importante quanto aprender a localização e as referências sobre os pontos clássicos. Antes de continuar a considerar a localização e referências de alguns desses pontos clássicos, será conveniente adiantar algumas palavras sobre a melhor maneira de tocar os pontos problemáticos.

A habilidade mais importante a ser desenvolvida para ter êxito em qualquer método de terapia do toque, incluindo a acupressura, é ser capaz de sentir o que a carne que você toca está tentando lhe dizer. A natureza dotou o nosso corpo com uma forte inclinação para permanecer saudável; portanto, quando tocamos os pontos problemáticos na carne, esses pontos tentarão nos dizer o que fazer com eles. Esse tipo de resposta é algo semelhante ao que pode ser sentido num toque sensual — a carne lhe diz o que deseja se você estiver bem sintonizado com ela. Permita-me enfatizar, no entanto, que essa analogia com o toque sensual é apenas uma analogia; o tipo de toque conveniente à cura é muito diferente do conveniente para a satisfação sexual. O toque de cura geralmente desfaz os bloqueios profundos de energia que se interligam no espectro de corpo/mente/espírito. Não há nada de excitante nesse tipo de toque. Se a aplicação da terapia do toque causar alguma excitação sexual no paciente ou terapeuta, o toque encontra-se no comprimento de onda errado e não é terapêutico.

Para desenvolver a capacidade de sentir o que a carne está tentando lhe dizer, você precisa ser paciente. Pode ser que você não seja capaz de sentir a resposta a princípio, mas se simplesmente relaxar, respirar com regularidade, manter uma pressão moderada sobre o ponto e manter a pressão, a resposta virá normalmente. É sempre melhor aplicar pressão de menos do que demais, uma vez que outro princípio importante a seguir é aumentar aos poucos a intensidade da pressão até o nível em que o ponto comece a causar uma impressão ligeiramente incômoda. Como exemplo do que estou querendo dizer, vamos ver como encontrar quatro pontos que ajudarão

---

Embora seja possível que alguns desses pontos façam com que uma mulher grávida comece a sentir contrações uterinas, isso talvez aconteça apenas em muito raras ocasiões. A acupressura e especialmente a acupuntura são às vezes usadas para ajudar a induzir o parto, mas mesmo quando se quer obter essa reação em uma paciente pronta para o parto, nem sempre é certo que isso aconteça.

você a ser capaz de encontrar os outros pontos de que vamos tratar, e então aplicar pressão sobre eles. Comece sentindo esses pontos em si mesmo antes de experimentar em outra pessoa. Isso lhe dará uma idéia de como é ter esses pontos estimulados e, portanto, ajudará você a experimentar a sensação da resposta que deve sentir quando aplicar pressão nesses pontos em outra pessoa. Vamos começar com o que talvez seja o mais famoso de todos os pontos de acupuntura/acupressura.

Praticamente todo livro sobre acupressura, na sua lista de pontos recomendados, dará o maior destaque àquele ponto localizado entre o polegar e o indicador, conhecido como Intestino Grosso 4 (contra-indicado na gravidez); esse é um ponto bem conhecido pelo seu uso no tratamento de dores de cabeça, dores de dente e na face. Esse ponto situa-se diretamente sobre um grande nervo e é assim bastante sensível quando pressionado ou picado pelas agulhas. Para encontrar esse ponto, posicione o seu polegar e o indicador juntos, produzindo uma prega entre os dois. O Intestino Grosso 4 fica no extremo dessa prega. Estimule esse ponto colocando a ponta do polegar na extremidade dessa prega e a ponta do dedo indicador sob esse ponto. Aperte suavemente o tecido entre os dois dedos (veja a ilustração abaixo) e depois vá aumentando gradualmente a pressão. Considerando que esse ponto é muito sensível, você vai experimentar uma forte sensação a cada pressão, mesmo que seja de leve a moderada. Continue a pressionar, mudando ligeiramente a pressão, enquanto tenta sentir o centro da dor, o ponto central do seu alvo, que é o mais sensível. Depois de encontrar esse ponto mais sensível, use a menor pressão possível para fazê-lo sentir-se *ligeiramente* desconfortável e mantenha a pressão assim por 30 segundos. Lembre-se, é sempre melhor usar pressão de menos do que pressão demais.

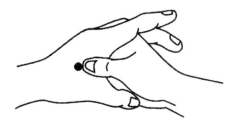

Intestino Grosso 4

Depois de encontrar e estimular esse ponto por 30 segundos, descanse por mais 30 segundos e em seguida repita por mais uma vez. Então repita o processo na outra mão. Quando terminar de estimular ambas as mãos dessa maneira, você terá uma espécie de sensação estranha — uma leve tontura ou quase como se estivesse levemente drogado. Uma vez que as reações variam muito de pessoa para pessoa, essa sensação irá variar um pouco entre as diferentes pessoas, mas a maioria das pessoas vai achar que se sente um pouco estranha depois de estimular esses pontos.

A maioria dos outros pontos que aprenderemos a usar não será tão sensível nem tão fácil de encontrar como o Intestino Grosso 4, mas será como uma versão diminuída das mesmas características desse ponto. Todos devem apresentar um ponto central, o centro do seu alvo, que é mais sensível do que a área imediatamente ao redor dele e a maioria causará uma reação que deixa você se sentindo relaxado ou um pouco atordoado. Agora, vamos encontrar outro ponto que é menos sensível que o primeiro, mas que dá um bom exemplo de como alguns pontos de acupressura podem causar a sensação de como se fossem feitos sob medida para a nossa ponta do dedo.

Esse próximo ponto é conhecido como Fígado 3 (contra-indicado na gravidez) e a sua localização é muito semelhante à do Intestino Grosso 4, a não ser pelo fato de que fica entre o segundo dedo do pé e o dedão, em vez de entre o polegar e o indicador da mão. Encontre esse ponto pressionando a ponta dos dedos na cavidade entre o dedão e o segundo dedo do pé e depois vá escorregando para cima, em direção ao tornozelo. Você sentirá o espaço entre aqueles dois ossos se estreitar enquanto eles começam a se aproximar como num "V". O Fígado 3 localiza-se na pequena porção de carne macia antes do encontro dos ossos.

Além de ser indicado para dores no pé, esse ponto ajuda a reduzir a tensão, a pressão baixa, em geral baixando o nível de energia em excesso na cabeça que pode causar dores de cabeça ou problemas visuais. Também trata problemas menstruais assim como da genitália externa e hérnia. Pressione esse ponto com a ponta do polegar, aumentando gradualmente a pressão com ambas as mãos para estimular ambos os pés se desejar. Esse ponto, embora não seja tão sensível quanto o Intestino Grosso 4, é relativamente sensível, e você deve sentir algum incômodo com uma pressão moderada. Uma vez mais, mude a pressão enquanto procura pelo centro da dor, ou centro do alvo, e então use o mínimo de pressão necessária para manter um ligeiro incômodo. Mantenha a pressão por 30 a 60 segundos e depois espere

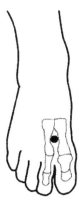

Fígado 3

30 segundos antes de repetir. Depois de fazer a massagem em um pé, repita o procedimento no outro. Novamente, você vai se sentir relaxado ou até mesmo um pouco atordoado depois.

INTESTINO GROSSO 4 *(contra-indicado na gravidez)*

Localização: No tecido entre o polegar e o dedo indicador, na extremidade da prega feita quando esses dois dedos são pressionados juntos.

Técnica: Esfregue o polegar contra o indicador com uma pressão leve a moderada; mantenha por 30 segundos. Repita por mais duas vezes.

Usado para: Dor no polegar, dor de dente ou na face, alívio de dores em geral.

FÍGADO 3 *(contra-indicado na gravidez)*

Localização: Na depressão imediatamente após a união do primeiro e segundo ossos metatarsos.

Técnica: Pressione moderadamente para baixo com o polegar ou a extremidade de um dedo por 30 a 60 segundos. Repita mais duas vezes.

Usado para: Dor no pé, dor de cabeça, olhos vermelhos, irritabilidade, insônia, problemas menstruais, dor ou outros problemas na genitália externa, hérnia, alguns transtornos digestivos.

O primeiro dos nossos dois próximos pontos, assim como o Fígado 3, também é encontrado em uma depressão em forma de "V", só que essa depressão é muito menor e fica entre dois tendões. Conhecido como Pulmão 7, este ponto está localizado logo acima da base do polegar ao lado do pulso e pode ser encontrado por meio de um truque simples: aproxime o tecido entre o polegar e o indicador das suas duas mãos de modo que o indicador de uma das mãos descanse sobre o osso entre o pulso da outra, apontando na direção do cotovelo. Onde a ponta do seu indicador descansar será uma pequena depressão sobre o osso entre dois pequenos tendões de ambos os lados da extremidade do dedo. Não tente alcançar o seu antebraço quando fizer isso; apenas deixe a ponta do indicador descansar ligeiramente sobre o osso (veja a ilustração abaixo).

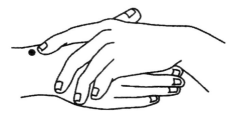

Pulmão 7

Talvez sejam necessárias algumas tentativas antes de encontrar essa depressão. Depois que encontrá-la, pressione, seja com a ponta do dedo indicador, seja com a do polegar. Tente relaxar a mão que está recebendo a pressão. Esse ponto não é tão sensível e fácil de encontrar quanto o Intestino Grosso 4 ou o Fígado 3, mas se encontrar a depressão, simplesmente pressione o centro dela, procurando o ponto da "mosca", e deverá encontrar um ponto ligeiramente sensível. Mantenha a pressão ali por 30 ou 60 segundos, relaxe, e repita após um descanso de 30 segundos, como fez anteriormente; depois repita na outra mão. Embora a reação obtida nesse ponto não seja normalmente tão forte quanto nos dois pontos anteriores, você novamente deverá sentir como se algo tivesse afetado você mais do que esperaria de uma simples pressão em um ponto no pulso. Esse ponto é usado para dor local no pulso ou polegar, assim como nos estágios iniciais de problemas respiratórios e determinadas dores de cabeça e dores de pescoço. Uma vez que o Pulmão 7 é um pouco difícil de encontrar, se você conseguir encontrá-lo e obter alguma reação nesse ponto, então deverá ser capaz de encontrar e estimular a maioria dos outros pontos de que vamos tratar.

O último ponto do nosso primeiro grupo também pode ser muito sensível, especialmente nas mulheres. Esse ponto é chamado Baço 6 (contraindicado na gravidez) e é considerado um ponto onde os três caminhos de qi yin da perna se encontram, e assim a estimulação desse ponto pode ter um efeito equilibrador desses três caminhos. Todos esses caminhos estão intimamente interligados com os órgãos sexuais e a essência reprodutora, e assim podem ser indicados para o equilíbrio hormonal. Uma vez que as mulheres tendem a ser muito suscetíveis aos desequilíbrios hormonais, o ponto do Baço 6 é, em média, muito mais sensível entre a maioria das mulheres do que entre os homens, embora muitos homens sintam esse ponto também como muito sensível. Aprender a encontrar esse ponto ajudará a localizar muitos outros pontos, porque ele é encontrado usando um método muito útil, que é usado para medir a distância entre as marcas no corpo e os pontos entre diferentes pontos.

Embora os recursos mais simples para encontrar os pontos como os que usamos para o Intestino Grosso 4 e o Pulmão 7 sejam muito bons, não existem métodos simples para encontrar os outros pontos. Os chineses desenvolveram um método engenhoso de medida para determinar a localização de todos os pontos de acupuntura/acupressura, com base na divisão das diversas partes do corpo em porções chamadas "polegadas corporais", como um atalho para medir as distâncias do corpo usando os dedos (veja a ilustração na página seguinte).

Para encontrar o Baço 6, encontramos o ponto a 3 polegadas corporais acima do grande osso na lateral do tornozelo (maléolo medial) exatamente no limite do osso da canela (tíbia). Para fazer isso, contamos quatro dedos e descansamos o dedo mínimo sobre a extremidade do osso do tornozelo. O ponto onde o dedo indicador toca fica a aproximadamente 3 polegadas corporais acima do osso do tornozelo (veja a ilustração na página seguinte).

O Baço 6 fica exatamente no limite onde osso da canela encontra o músculo ao seu redor. Pressione com o polegar, com muita delicadeza, uma vez que pode encontrá-lo surpreendentemente dolorido. Não pressione por mais tempo do que 30 segundos da primeira vez que tocar esse ponto, então deixe-o descansar por 30 a 60 segundos antes de pressionar de novo. Da segunda vez que pressionar esse ponto, ele poderá estar bem sensível e precisar de menos pressão. Depois de ter estimulado o Baço 6 por algumas vezes ao longo de vários dias, provavelmente ele se tornará menos sensível

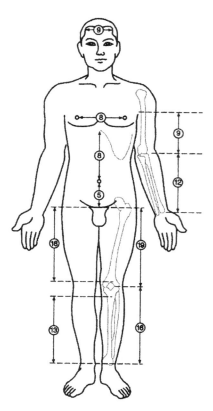
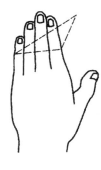

Diversas medidas em polegadas corporais

Medida rápida de aproximadamente 3 polegadas corporais

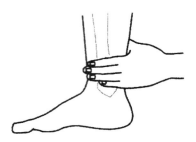

Baço 6

(um bom sinal) e você poderá então pressioná-lo por períodos mais longos de tempo.

Pulmão 7

Localização: Na depressão entre dois tendões sobre o osso a dois dedos (1½ polegada corporal) acima da base do dedão, encontrada pela junção do dedo indicador e do polegar, sob a extremidade do dedo indicador.

Técnica: Pressione com força moderada por 30 segundos. Repita por mais duas vezes.

Usado para: Dor no pulso ou no polegar; início de gripe ou resfriado; problemas respiratórios; dor de cabeça, especialmente com dor no pescoço.

Baço 6 *(contra-indicado na gravidez)*

Localização: Quatro dedos (3 polegadas corporais) acima do osso interior do tornozelo, onde a carne encontra a borda do osso da canela (tíbia).

Técnica: Pressione de fora para dentro com uma força gradualmente crescente por 30 segundos. Tome cuidado, uma vez que esse ponto pode estar muito sensível. Repita mais duas vezes.

Usado para: Problemas locais da parte inferior da perna, muitos problemas hormonais femininos, para acelerar a atividade (em crianças), fornecer energia, transtornos digestivos, diabetes, muitos problemas urológicos e genitais.

Prefiro começar com esses quatro pontos porque eles dão um bom exemplo da variedade de características de pontos de acupuntura/acupressura, seja pelas sensações que despertam, seja pelos métodos usados para localizá-los. Também escolhi esses pontos porque eles representam uma boa mescla de pontos distribuídos tanto nas extremidades superiores quanto nas inferiores. A meta de cada capítulo na medicina chinesa é equilibrar o yin e o yang, acrescentando o que falta e eliminando o excesso. Embora a acupressura seja um procedimento muito seguro, não afeta o qi individual; assim, se alguém estiver experimentando um desequilíbrio de pouco qi na cabeça, por exemplo, e se forem estimulados pontos nas extremidades inferiores, isso poderá levar o qi da cabeça para a parte inferior do corpo. Uma boa regra a lembrar, então, a menos que você tenha certeza de que sabe a causa do desequilíbrio, é estimular tanto os pontos superiores quanto os inferiores para evitar que circule demais na direção errada.

Os primeiros dois pontos, o Intestino Grosso 4 e o Fígado 3, são geralmente usados em combinação para equilibrar a parte inferior do corpo com a superior (yin com yang) e são conhecidos como os Quatro Portões. Só o fato de praticar a acupressura nesses pontos regularmente pode ajudar a enfrentar uma série de problemas e ajudar na prevenção de muitos mais. Acrescentar os dois pontos seguintes, Pulmão 7 e Baço 6, com certeza contribui para uma boa afinação. Na próxima parte, vou relacionar vários pontos adicionais e as suas localizações e indicações. As habilidades que você começou a aprender ao encontrar os primeiros quatro pontos devem facilitar o que virá em seguida.

Os nossos dois próximos pontos, Bexiga 2 e Estômago 2, são bons pontos para tratar transtornos tanto dos olhos quanto dos seios da face, assim como certas dores de cabeça. Embora você possa estimular esses pontos em qualquer posição, um bom método ao pressioná-los em si mesmo é colocar os cotovelos sobre a superfície de uma mesa, com as pontas dos polegares apontando para fora. Incline a cabeça para a frente, para que as pontas dos polegares se apóiem sobre os pontos (os dois ao mesmo tempo, é claro) e deixe a gravidade abaixar a sua cabeça sobre os polegares, para encontrar a pressão correta (veja as ilustrações). Se tiver problemas com os seios da face, acrescente o Pulmão 7 a esses pontos. Para tratar problemas oculares, acrescente o Fígado 3.

BEXIGA 2

Localização: Na borda interna da sobrancelha, em uma pequena depressão próxima à crista do osso (entalhe supra-orbital).
Técnica: Faça força para dentro com uma pressão moderada por 30 a 60 segundos. Repita duas vezes.
Usado para: Problemas dos olhos ou seios da face, incluindo dores nos seios da face.

ESTÔMAGO 2

Localização: Cerca de um dedo abaixo dos olhos, diretamente embaixo da pupila, em uma cavidade no centro da maçã do rosto.

TRATANDO A SI MESMO, A FAMÍLIA E OS AMIGOS

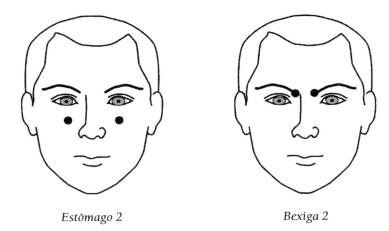

Estômago 2   *Bexiga 2*

Técnica: Faça força para dentro com pressão moderada por 30-60 segundos. Repita duas vezes.

Usado para: Outro ponto bom para problemas nos seios da face e nos olhos.

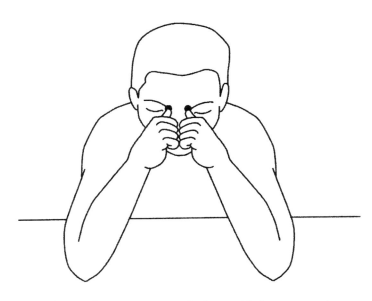

Usando os polegares com a ajuda da gravidade para pressionar Estômago 2 e Bexiga 2

Vamos passar para os dois próximos pontos, o Triplo Aquecedor 5 e o Pericárdio 6. Esses pontos estão localizados na mesma altura logo acima do pulso, um do lado de dentro, o outro do lado de fora. Os dois pontos estão localizados na linha intermediária de 2 polegadas corporais acima da dobra do pulso, o que pode ser localizado colocando os dedos indicador, médio e anular sobre a dobra (veja as ilustrações). Ambos podem ser usados no tratamento de problemas (locais) do pulso, da mão e do antebraço, assim como de uma série de transtornos em diferentes regiões do corpo. O Triplo Aquecedor 5 pode ser usado no início de uma gripe ou resfriado e contra dores de cabeça, especialmente com dores no pescoço. O Pericárdio 6 é indicado para problemas na região do peito, incluindo asma e angina, além de uma sensação de rigidez do peito. Esse ponto também ajuda a acalmar a mente e pode ajudar em caso de insônia. É bem conhecido pela sua grande eficácia no tratamento da náusea. Esse é o ponto que estimula os tipos comuns de enjôos causados pelo balanço do mar. Quando usados em conjunto, o Pericárdio 6 e o Triplo Aquecedor 5 ajudam a equilibrar o yin e o yang do corpo, especialmente da parte superior do corpo.

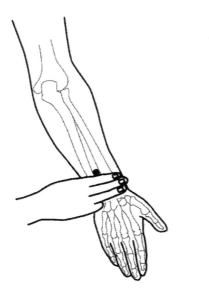
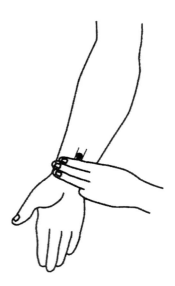

Triplo Aquecedor 5   *Pericárdio 6*

Triplo Aquecedor 5

Localização: Três dedos acima do pulso, no centro do lado externo do antebraço, entre os dois ossos (rádio e ulna).

Técnica: Pressione diretamente para dentro com a ponta do polegar em pressão moderada por 30 a 60 segundos. Repita duas vezes.

Usado para: Dores na mão, no pulso e no antebraço, primeiros estágios de gripes e resfriados, dores de cabeça com dores no pescoço.

Pericárdio 6

Localização: Três dedos acima do pulso, na face interna do antebraço, entre os dois tendões que correm para o centro do braço logo acima do pulso.

Técnica: Pressione para dentro com a ponta do polegar com uma força moderada.

Usado para: Dores na mão, no pulso ou no antebraço, náusea, tensão no peito, asma, insônia.

Os próximos dois pontos que vamos considerar estão localizados na região do peito e podem tratar problemas ligados aos pulmões e ao coração. Se você se lembra das correspondências da tabela das cinco fases do capítulo 4, a correspondência outono/metal/pulmão também é associada aos seios da face, ao intestino grosso e à pele, assim o nosso primeiro ponto do peito, o Pulmão 1, pode ser indicado para esses problemas também. Esse ponto está localizado externamente no espaço entre a primeira e a segunda costelas, o que significa 2,5 centímetros abaixo do meio da clavícula. O próximo ponto, o Vaso da Concepção 17, está localizado no centro do esterno, sobre uma linha no sentido dos mamilos ou no espaço entre a quarta e quinta costelas (veja a ilustração). Esse ponto também é usado para problemas nos pulmões, mas pode ser útil para problemas do coração também. Uma vez que o coração está associado ao âmbito mental, esse ponto também pode tratar os problemas emocionais. Esse é um ponto especialmente importante para as mulheres, não só para problemas nas mamas, incluindo problemas de leite nas mamas para as mães que estão amamentando, mas também para o equilíbrio hormonal em geral.

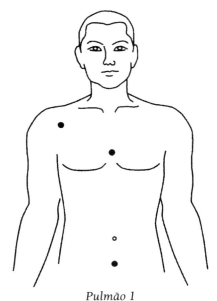

Pulmão 1
Vaso da Concepção 17 (centro do esterno)
Vaso da Concepção 4 (abaixo do umbigo)

Pulmão 1

Localização: Três dedos (2 polegadas corporais) ao lado do mamilo, 2,5 centímetros abaixo da clavícula, logo ao lado da primeira e segunda costelas.

Técnica: Procure este ponto cuidadosamente com uma pressão leve. Você deve encontrar um leve nó no músculo (peitoral). Pressione esse ponto para dentro, contra o peito, com uma força gradual até sentir um leve incômodo. Mantenha por 30 a 60 segundos. Repita duas ou mais vezes.

Usado para: Problemas no pulmão, incluindo tosse, asma, problemas de pele e constipação ou diarréia.

Pulmão 1 (abaixo da clavícula).

Vaso da Concepção 17

Localização: No centro do osso esterno, no mesmo nível do espaço entre a quarta e a quinta costela, estando alinhado com os mamilos (exceto no caso das mulheres com mamas desenvolvidas).

Técnica: Pressione para dentro com o polegar com uma força leve a moderada. Não pressione muito forte, uma vez que pode ferir o tecido, deixando-o um pouco dolorido. Pressione por 30 segundos; repita duas vezes. Depois de pressionar, esfregue a região levemente para ajudar a suavizar a sensibilidade.

Usado para: Problemas no coração, pulmões e emocionais, dores fibróides nas mamas, dificuldades de lactação e problemas hormonais nas mulheres.

Os nossos dois últimos pontos também podem ser usados para uma série de problemas de saúde, mas são especialmente importantes para ajudar a aumentar os níveis de energia do corpo. O primeiro destes, o Vaso da Concepção 4, ajuda na produção de energia do corpo, enquanto o segundo, o Estômago 36, ajuda principalmente na circulação da energia já produzida.

Vaso da Concepção 4 *(contra-indicado na gravidez)*

Localização: Na linha central do baixo-ventre, quatro dedos (3 polegadas corporais) abaixo do umbigo.

Técnica: A melhor maneira de pressionar este ponto é deitar-se de costas com os joelhos ligeiramente levantados para relaxar os músculos abdominais. Pressione com uma força de leve a moderada por 30 segundos, depois relaxe aos poucos. Repita duas vezes, depois esfregue a região num movimento circular com a palma da mão por 30 segundos.

Usado para: Muitos tipos de problemas reprodutivos, urinários e digestivos, dores na base das costas; especialmente conhecido para o tratamento da diarréia matinal e ajudar a produzir energia.

Estômago 36 *(contra-indicado na gravidez)*

Localização: Quatro dedos (3 polegadas corporais) abaixo da face inferior da patela e um dedo ao lado da tíbia, entre os dois ossos da perna (veja a ilustração).

Técnica: Pressione o polegar com força moderada a intensa e mantenha por 30 segundos. Repita duas vezes. Você pode experimentar uma sensação se irradiando em direção aos dedos dos pés.

Usado para: Um ponto famoso para aumentar a energia, especialmente a circulação das pernas e pés cansados, também é usado para auxiliar nos transtornos do estômago e outros problemas digestivos, problemas da perna e alívio de dores em geral.

Essa dúzia de pontos que analisamos mal representa a trigésima parte dos pontos "básicos" de acupuntura/acupressura, e assim apenas arranhamos a superfície do que pode ser feito com esse método de cura. Apesar de tudo isso, usando diferentes combinações desses doze pontos, é possível tratar uma vasta gama de problemas. Cada ponto tem o potencial de aliviar problemas associados à região ao redor do ponto em si mesmo (chamado tratamento "local") e uma série de problemas associados a cada ponto em virtude das relações holísticas interligadas (também mencionado como tratamento "distal"). Alguns pontos, como Bexiga 2 e Estômago 2, na maioria das vezes são usados como tratamento local, para problemas faciais, dos seios da face e dos olhos, e não tanto para tratamento de afecções interligadas como problemas da bexiga e estomacais, embora possam ser usados para isso. Outros pontos, como Baço 6 ou Estômago 36, na maioria das vezes são usados para o tratamento de problemas internos via influências holísticas interligadas e não tanto para problemas locais, embora possam ser usados localmente. Aprender os detalhes dos relativos pontos fortes terapêuticos dos diferentes pontos e as suas intermináveis combinações possíveis é praticamente uma tarefa para a vida inteira. No próximo capítulo, vou explicar uma técnica muito útil para o tratamento de diversos tipos de dores, e então discutir como usar os doze pontos que discutimos para o tratamento de vários problemas comuns de saúde.

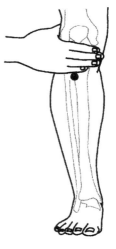

Estômago 36

Capítulo Dez

TRATANDO PROBLEMAS DE SAÚDE COMUNS COM A ACUPRESSURA

Além de usar pontos de acupressura específicos, existem algumas outras técnicas simples que podem ser aplicadas para localizar pontos úteis para problemas específicos, especialmente para o tratamento da dor. As técnicas que vou explicar aqui todas seguem a lógica yin/yang: tudo tem um parceiro oposto. Quando você observa o corpo (ou qualquer objeto tridimensional, no caso), pode aplicar o método yin/yang de contrastar os opostos e rotular o corpo como tendo um lado esquerdo e um lado direito, um dianteiro e um traseiro, e um superior e um inferior. O quarto par yin/yang, superficial e interior, também existe; na verdade, é por isso que alguns problemas internos produzem pontos doloridos na superfície — mas não usaremos esse quarto par yin/yang neste exercício.

A primeira paridade yin/yang que vamos considerar é a do lado esquerdo em oposição ao direito. Digamos, por exemplo, que você tem uma dor no seu joelho direito. A primeira coisa que você quer fazer é apalpar delicadamente a região dolorida, tentando encontrar o seu ponto central — o ponto único que parece ser o epicentro da dor. (Não se preocupe se encontrar mais de um ponto desses; você pode aplicar esta técnica a mais de um único ponto.) Depois de localizar o ponto, observe a localização dele, e depois tente encontrar a localização correspondente no joelho esquerdo (oposto). Você descobrirá que o local correspondente no lado oposto do corpo terá um ponto que está mais sensível do que o normal — um ponto dolorido oculto, conforme explicado no capítulo 3. Você pode então pressionar esse ponto com o polegar ou com a ponta de um dedo, conforme exposto no capítulo anterior. Embora você deva ainda tomar cuidado de não pressionar com muita força (lembre-se, é melhor pressionar de leve do que com força demais), uma das grandes vantagens de usar esse modo de tratamento pelo "lado oposto" é que é menos provável que possa exceder na dose e causar mais dano, como pode acontecer se exagerar na pressão sobre a área mais dolorida.

Esse método esquerdo/direito para encontrar os pontos terapêuticos também pode ser aplicado a outras regiões do corpo além dos membros. Se você tem uma dor de cabeça que se manifesta na têmpora direita, por exemplo, pode pressionar ou esfregar a mesma região na têmpora oposta. Se você distendeu um músculo do abdome, causando dor a uns 5 centímetros à esquerda do umbigo, pode pressionar o ponto correspondente 5 centímetros para a direita do umbigo. O segredo deste tratamento é primeiro tentar encontrar o ponto exato que parece ser a fonte da dor e depois encontrar o seu parceiro exato no lado oposto do corpo.

A próxima paridade yin/yang envolve a relação entre a frente e as costas. Se você tem uma dor na base da coluna, deve poder encontrar um ponto dolorido exatamente no mesmo nível no seu baixo-ventre. Um problema comum que muitas pessoas apresentam é uma dor entre a coluna e a extremidade da escápula. Esse ponto é muito difícil de alcançar em si mesmo e até mesmo quando esse ponto é diretamente massageado, pode ser difícil aliviar a dor. Se você imaginar uma linha direta partindo das costas para o peito — como o caminho que uma flecha atravessada percorreria — descobrirá que esse ponto é muito sensível a uma pressão moderada. Esfregar delicadamente esse ponto sensível no peito ajuda a diminuir a dor nas costas.

A nossa última paridade envolve a relação entre a parte de cima com a de baixo. Essa paridade é mais fácil de imaginar em relação às extremidades superiores e inferiores. Os nossos braços e pernas têm composições muito semelhantes de ossos e articulações nas quais os braços têm ombro, cotovelo, pulso e articulações dos dedos, ao passo que as pernas têm quadril, joelho, tornozelo e as articulações dos dedos dos pés. Assim, uma dor no seu joelho direito pode levar a um ponto dolorido oculto no seu cotovelo direito que pode ser massageado ou pressionado para ajudar o joelho. Do mesmo modo, uma dor no seu polegar pode provocar um ponto dolorido no dedão do pé, ao passo que um ponto dolorido no seu ombro pode acompanhar uma dor no quadril, e assim por diante. Além da paridade de articulações dos quadris/ombros, joelhos/cotovelos, tornozelos/pulsos e dedos da mão/do pé, também existe uma relação entre os espaços entre essas articulações. Assim, uma dor no meio da sua canela pode provocar um ponto dolorido oculto no meio do seu antebraço.

Existem também variações dos três pares yin/yang mencionados que podem ser úteis. Uma variação da paridade direito/esquerdo é aquela em que você usa o lado oposto da parte específica do corpo que está dolorida em vez do mesmo ponto no lado oposto do corpo. Por exemplo, se você tem uma dor no canto interno do seu olho direito, a técnica de oposição esquerdo/direito que expliquei acima seria aplicar pressão ao mesmo ponto no canto interno do seu olho esquerdo (oposto). Uma variação disso seria pressionar o ponto correspondente do canto *externo* do olho *direito* (o mesmo). Uma dor no lado de fora do seu pé esquerdo poderia ser amenizada ao encontrar um ponto correspondente no lado de dentro do mesmo pé.

No método de frente/costas que expliquei anteriormente, apenas mencionei pontos na frente e nas costas do torso. Você também pode aplicar esta técnica a pontos nos membros. Por exemplo, no último capítulo expliquei os pontos do Triplo Aquecedor 5, localizado três dedos acima da parte de trás do pulso, e o Pericárdio 6, localizado três dedos acima do lado de dentro do pulso — em outras palavras, exatamente opostos um em relação ao outro. Usando a técnica de opostos frente/costas, você pode estimular um desses pontos se tiver uma dor no outro. Uma dor no músculo na parte superior dianteira do braço (o bíceps) pode ser acompanhada de um ponto dolorido oculto terapêutico no músculo da parte superior traseira do braço (o tríceps).

No exemplo acima/abaixo que comentei anteriormente, só falei das extremidades porque é mais fácil explicar esta técnica com aquele exemplo. Uma variação um tanto mais difícil de usar esse par yin/yang envolve o torso. No capítulo 2, expliquei como o torso pode ser dividido em três partes: da garganta ao diafragma (superior), do diafragma ao umbigo (meio) e do umbigo à região pubiana (inferior). Uma dor no meio da região inferior (abaixo do umbigo) pode ser tratada encontrando-se um ponto correspondente no meio da região superior (meio do peito). Uma dor na parte superior da região média pode derivar um ponto correspondente na parte inferior da região média.

Finalmente, existem numerosas combinações complexas de paridades yin/yang que podem ser formuladas misturando-se o trio mencionado anteriormente de esquerdo/direito, frente/costas e acima/abaixo. Vamos considerar um ponto dolorido no joelho direito. Logo abaixo da patela encontra-se o tendão patelar, o tendão em que o médico bate com um martelinho de borracha quando quer testar os reflexos. Do outro lado desse tendão encontra-se uma depressão que os chineses chamam de os "olhos" do joelho — cada joelho tem um olho "interior" e outro "exterior". Se você tivesse uma dor no olho interior do joelho direito, usando as variações das simples correspondências yin/yang de que estivemos tratando chegaríamos a um considerável número de pontos terapêuticos possíveis para ser pressionados. Primeiro, vamos considerar as técnicas de que já tratamos. Usando a técnica esquerdo/direito, você pode pressionar o olho interior do joelho esquerdo (oposto) ou o olho exterior do joelho direito (o mesmo). Usando a técnica frente/costas, você poderia procurar um ponto sensível no mesmo nível na parte de trás do joelho. Usando a técnica acima/abaixo envolvendo os membros, você poderia procurar o ponto correspondente no seu cotovelo direito logo abaixo do "cotovelo" (cúbito). Outra versão da técnica acima/abaixo seria encontrar o ponto correspondente logo acima da parte inferior da patela direita.

Agora vamos observar algumas das combinações que podemos fazer com as técnicas precedentes. Ao redor do joelho direito em si existe um total de oito pontos que podem ser encontrados, incluindo o da dor principal no olho interior do joelho. Conforme comentado anteriormente, o método de divisão yin/yang leva ao quarteamento. Se você fosse dividir o joelho em quartos, com o meio da patela sendo o ponto médio, você acharia os quartos superior e inferior e esquerdo e direito. O olho interior do joelho encontra-se no quarto inferior esquerdo (considerando o joelho direito). Você pode encontrar um interessante ponto terapêutico em qualquer um dos outros três quartos — direito inferior (olho exterior do joelho), esquerdo superior

TRATANDO PROBLEMAS DE SAÚDE COMUNS

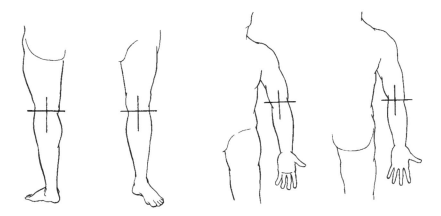

Quarteamento anterior e posterior do joelho e do cotovelo

e direito superior. Aplicando o método frente/costas, você também pode quartear a parte de trás do joelho e usar qualquer um desses quatro pontos, o que lhe proporciona oito pontos terapêuticos possíveis. Em seguida, você pode aplicar o mesmo modelo ao joelho esquerdo, o que lhe dá os quartos superior e inferior e esquerdo e direito, tanto na frente quanto atrás do joelho. Com isso você tem à disposição dezesseis pontos terapêuticos possíveis. Agora aplique o mesmo sistema de quarteamento aos cotovelos direito e esquerdo, o que lhe dá mais dezesseis pontos, resultando num total de 32 pontos terapêuticos possíveis!

Aqueles que têm bastante experiência com acupressura e acupuntura e utilizam essa técnica yin/yang descobrem que, dentre esses 32 pontos possíveis, normalmente poucos deles vêm a ser mais eficazes. Usando o nosso exemplo de dor no olho interior do joelho direito, você pode encontrar três ou quatro pontos que dão o melhor resultado quando estimulados. Além de estimular o ponto da dor principal, você pode descobrir que o mesmo ponto (olho interior do joelho) no joelho esquerdo, o ponto no olho exterior do joelho direito, o ponto diretamente oposto na parte de trás do joelho e o ponto correspondente no cotovelo direito como sendo os mais eficazes. A coisa mais incrível quanto à maneira como as interconexões holísticas funcionam no nosso corpo é que você nunca pode estar seguro em nenhum momento sobre qual interconexão vai funcionar melhor. Alguns casos de dor no olho interior do joelho direito podem reagir melhor pela estimulação do ponto no quadrante superior/esquerdo/posterior do cotovelo esquerdo, muito embora aquele ponto seja o mais distante do olho interior do joelho direito em comparação com os demais 32. O problema de usar esse método, então, não é tentar encontrar um ponto que possa servir mas, ao contrário, tentar imaginar quais dos pontos possíveis escolher para usar e quais não usar. Segundo a minha experiência, os melhores pontos são aqueles que parecem mais sensíveis do que o normal — o método, como sugeri no capítulo 3, que os antigos chineses provavelmente usaram para descobrir esse sistema de terapia antes de mais nada.

Agora vamos considerar como usar os doze pontos que analisamos no capítulo anterior para o tratamento de uma série de problemas diversos. Se qualquer problema de saúde que você queira tratar envolve dor, você pode usar qualquer um desses doze pontos que seja indicado para aquele tipo de problema e acrescentar pontos a partir das técnicas de oposição yin/yang que acabamos de discutir. Por exemplo, além de usar os pontos relacionados mais adiante para o tratamento de uma hérnia de hiato (que causa dor na região do diafragma), pode-se acrescentar o ponto oposto no mesmo nível da coluna (técnica frente/costas) e o ponto logo acima do umbigo (uma variação da técnica acima/abaixo).

Lembre-se: Essas recomendações não substituem o trabalho de um profissional de saúde, mas podem ser usadas, com as precauções relacionadas no capítulo anterior, como um complemento ao tratamento profissional.

Transtornos digestivos: Hérnia de hiato, náusea, úlcera estomacal/duodenal, gastrite, colite, cólon espasmódico, hemorróidas, diarréia e perturbações digestivas semelhantes.

Pontos possíveis: Estômago 36, Fígado 3, Baço 6, Intestino Grosso 4, Pericárdio 6, Vaso da Concepção 4.

Explicação sobre o uso dos pontos: Tanto o Estômago 36 quanto o Estômago 2 encontram-se no caminho do qi no estômago que se conecta internamente com o estômago, embora a experiência demonstre que o Estômago 36 é especialmente eficaz em alguns problemas do estômago, ao passo que não se sabe o mesmo a respeito do Estômago 2, que assim foi deixado de fora da lista de pontos possíveis. O Fígado 3 e o Baço 6 são ambos usados no tratamento de transtornos digestivos em virtude da relação do baço/pâncreas e o fígado no processo digestivo. O Intestino

Grosso 4 é conveniente em razão do seu efeito sobre o intestino grosso e a sua função equilibradora de energia em geral e redução da dor. O Pericárdio 6 foi considerado um ponto especialmente eficaz no tratamento de náusea, embora o Vaso da Concepção 4 seja um bom ponto local para problemas no baixo-ventre.

Transtornos respiratórios: Asma, bronquite, tosse, problemas com os seios da face incluindo sinusite alérgica e dor de cabeça relativa aos seios da face, resfriados comuns, envolvendo especialmente infecções das vias respiratórias superiores, pneumonia e uma vasta gama de transtornos crônicos dos pulmões.
Pontos possíveis: Pulmão 1, Pulmão 7, Vaso da Concepção 17, Pericárdio 6, Triplo Aquecedor 5, Estômago 2, Bexiga 2.
Explicação sobre o uso dos pontos: Os pontos Pulmão 1 e 7 situam-se no caminho do qi do pulmão e influenciam os pulmões. O Vaso da Concepção 17 é um ponto local sobre o osso esterno que equilibra aquela região. O Pericárdio 6 está sobre o caminho do qi pelo pericárdio e influencia o peito, ao passo que o Triplo Aquecedor 5 pode ser útil nos primeiros estágios de um resfriado ou gripe. Estômago 2 e Bexiga 2 são pontos locais para problemas nos seios da face, assim podem ser úteis se o transtorno respiratório envolver os seios da face.

Dores de cabeça: Enxaqueca, tensão, em vários pontos, *stress* e seios da face. As dores de cabeça recorrentes devem sempre ser investigadas por um médico. Muitas dores de cabeça de enxaqueca envolvem desequilíbrios hormonais, ao passo que algumas dores de cabeça podem ser resultado de pressão alta. Entre outros fatores, pode-se destacar problemas alimentares, como alergias a determinados alimentos ou sensibilidade à cafeína.
Pontos possíveis: Estômago 2, Bexiga 2, Intestino Grosso 4, Triplo Aquecedor 5, Fígado 3, Baço 6, Vaso da Concepção 4, Pulmão 7.
Explicação sobre o uso dos pontos: Estômago 2 e Bexiga 2 são pontos locais para os seios da face ou dores de cabeça frontais. Intestino Grosso 4 é um ponto com grande capacidade de aliviar a dor, especialmente na cabeça ou região da face. Triplo Aquecedor 5 é conveniente para dores de cabeça envolvendo dor no pescoço, uma vez que o caminho do qi pelo

Triplo Aquecedor passa pelo braço em direção ao pescoço e à cabeça. Fígado 3 ajuda a atrair a energia da cabeça para baixo e assim é um ponto bom para dores de cabeça que envolvem um excesso de energia na cabeça. Tanto Baço 6 quanto Vaso da Concepção 4 ajudam a controlar os desequilíbrios hormonais e assim atenuam dores de cabeça associadas a esse problema, especialmente nas proximidades do ciclo menstrual feminino. Pulmão 7 é conhecido como um ponto "de comando" para a cabeça e a nuca, e portanto trata problemas nessas regiões.

Transtornos reprodutivos/urogenitais: Uma vasta gama de transtornos envolvendo os sistemas reprodutivo e urinário como infertilidade, problemas dos rins e da bexiga, problemas da próstata, fibróides uterinos e endometriose.

Pontos possíveis: Vaso da Concepção 4, Vaso da Concepção 17, Baço 6, Fígado 3, Intestino Grosso 4.

Explicação sobre o uso dos pontos: Os pontos Vaso da Concepção 4 e 17, em razão da sua ligação com o caminho do qi pelo Vaso da Concepção, ajudam nos problemas reprodutivos, especialmente o Vaso da Concepção 4. Baço 6 e Fígado 3 encontram-se ambos nos caminhos do qi que se ligam aos órgãos reprodutores, com Baço 6 sendo um ponto importante no equilíbrio hormonal. Intestino Grosso 4 pode ser útil em virtude de ser um importante ponto superior, daí a sua capacidade de ajudar a equilibrar a parte inferior com a parte superior do corpo.

Massageando os Meridianos

Além de usar pontos de acupressura específicos, existem algumas técnicas interessantes que podem ser facilmente aprendidas para ajudar a estimular o fluxo do qi nos seus caminhos, também conhecidos como "meridianos". Essas técnicas de massagem são usadas há séculos na China, especialmente para a manutenção diária da saúde e prevenção de doenças. No entanto, elas também podem ser úteis no tratamento de problemas de saúde, especialmente quando combinadas com outras técnicas de acupressura e acupuntura, fitoterapia chinesa e técnicas de exercícios físicos.

Nas ilustrações, você pode ver a direção do fluxo do qi nos caminhos. Os três caminhos yang da mão fluem através do braço em direção à cabeça, enquanto outros três mais começam na região da cabeça e descem para o torso, para a parte exterior das pernas e terminam nos dedos dos pés. Os três caminhos yin do pé sobem por dentro da perna e terminam no peito, enquanto outros três começam na região do peito e depois cruzam por dentro do braço e terminam nos dedos.

Uma técnica de massagem simples para estimular o fluxo do qi é manter um braço à frente do corpo, com a palma da mão virada para baixo, e depois, começando nas costas da mão, golpear delicadamente a pele, subindo

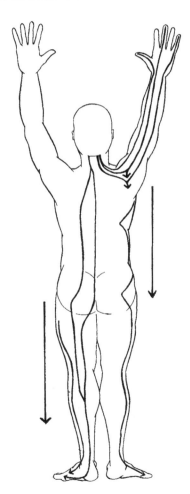

Os meridianos yang fluem das pontas dos dedos para a cabeça e depois da cabeça para os dedos dos pés.

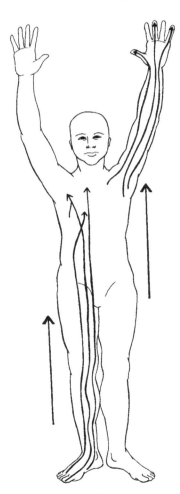

Os meridianos yin fluem dos dedos do pé para o peito e depois do peito para a ponta dos dedos das mãos.

pelo braço e continuando até chegar ao ombro. Em seguida, vire a palma da mão para cima e depois retorne pela face interna do braço, dando palmadinhas até chegar à palma da mão e às pontas dos dedos. Isso deve ser feito num único movimento completo, demorando apenas de 2 a 3 segundos para atravessar o braço, virar a palma para cima e depois 2 a 3 segundos para descer pelo braço até a ponta dos dedos. Em seguida, de novo, vire a palma da mão para baixo e repita o movimento, subindo e descendo num total de vinte vezes em cada braço. A mão que golpeia suavemente o braço para cima e para baixo deve percorrer o caminho dos meridianos yin e yang mostrados na ilustração.

O mesmo movimento básico de pequenos golpes pode ser feito com as pernas, tanto em pé quanto sentado. Comece colocando a mão sobre o dedão do pé e em seguida comece a dar palmadinhas subindo pelo interior da perna e coxa até a região da virilha. Depois desvie a mão sobre a parte da frente da coxa, indo para o quadril e em seguida descendo pela parte externa da perna até o dedo mínimo do pé. Assim como fez com os braços, esse movimento de subida e descida deve seguir o caminho visto nos desenhos, demorando apenas alguns segundos em cada direção e sendo feito em um movimento contínuo, num total de vinte vezes em ambas as pernas.

Essa técnica de massagem é um excelente exercício diário para estimular o fluxo do qi, especialmente se usado em combinação com alguns dos doze pontos que apresentei. Uma ótima rotina de 5 a 10 minutos é fazer essa técnica de massagem, depois aplicar a acupressura nos primeiros quatro pontos de que tratei no capítulo anterior (Intestino Grosso 4, Fígado 3, Pulmão 7 e Baço 6) e depois repetir a técnica de massagem pela segunda vez.

Espero que o exposto lhe dê algumas idéias de como usar a acupressura e alguma compreensão de quanto é complexo esse sistema de tratamento. Embora as técnicas que expliquei nesses dois últimos capítulos possam se mostrar bastante úteis, elas são apenas a ponta do *iceberg*. Não apresentei muitas das teorias importantes com relação às interconexões complexas que esses pontos têm na teia de circulação do qi. As pessoas que têm uma formação abrangente no sistema da acupuntura/acupressura baseiam-se nessas teorias complexas mais do que no que considerei nesses capítulos. Se usar essas técnicas não foi eficaz para você, consulte um profissional especializado em acupuntura/acupressura.

Conclusão

Os antigos chineses nos legaram muitos mistérios, mas nenhum talvez seja tão valioso para nós atualmente do que a sua medicina tradicional. No entanto, apesar da rapidez com que a acupuntura e outros métodos da medicina chinesa vêm se espalhando pelo mundo hoje em dia, ao mesmo tempo, esse sistema de tratamento de saúde continua sendo tragicamente menosprezado e subutilizado. Acredito que existam diversas razões para que isso aconteça, algumas das quais tentei esboçar neste livro: a falta de uma história bem definida das origens ancestrais da medicina chinesa, a aparentemente sutil mas na verdade fundamental diferença entre os pontos de vista oriental e ocidental sobre o papel da espiritualidade na ciência, e o fato de que existem duas perspectivas básicas no que se refere à cura — o que rotulei como medicina ativa e medicina reativa.

Além dessas razões, existem outras que não mencionei e que gostaria de comentar brevemente aqui. Uma está relacionada ao fato de que a medicina moderna produziu imensas instituições como hospitais, universidades de medicina, a indústria farmacêutica, as agências governamentais de supervisão, as associações médicas, o setor de seguros de saúde e assim por diante. Cada uma dessas instituições é controlada por um grande grupo de pessoas que passaram a carreira profissional inteira se dedicando a aprender tudo o que podiam sobre os seus respectivos campos e trabalhando para subir na carreira até posições de autoridade. A pessoa comum pode pensar que se algo como a acupuntura fosse para permanecer — uma terapia segura, eficaz e extremamente barata —, aquelas pessoas em posição de autoridade se apressariam a incluí-la em um sistema médico já tragicamente sobrecarregado com um custo exorbitante. Ainda assim — tem acontecido o contrário. A acupuntura e outros modos de tratamentos "alternativos" têm sido alvo de resistência e literalmente rejeitados pelas próprias pessoas que, seria de se pensar, deveriam estar interessadas em incorporá-las entre os métodos convencionais. Por quê? Na minha opinião, a causa é na verdade muito simples: a liderança dessas instituições sente a sua autoridade ameaçada por esses métodos alternativos porque eles se desenvolveram fora das instituições e assim eles sabem muito pouco sobre eles.

A medicina chinesa especialmente representa uma ameaça dessas porque ela não só vem de uma cultura diferente, mas também vem de um passado distante, um passado que supostamente deveríamos ter deixado para trás uma vez que o progresso marchou para a frente. Para uma autoridade no campo médico moderno, como os que controlam essas instituições, o reconhecimento de que a medicina chinesa oferece coisas de igual, em alguns casos, até mesmo maior valor do que a medicina moderna, estariam em essência admitindo que não são a autoridade onisciente que a sua reputação sugere. Na maioria dos casos, essa resistência à "ameaça à minha autoridade" é muito provavelmente inconsciente; duvido que essas pessoas gastem algum tempo pensando a respeito de si mesmas que seria melhor enfrentar a aceitação a essas práticas dentro das suas instituições porque admitir que elas são legítimas iria "fazer-me parecer um idiota". Mas para os que tomam as decisões admitirem que algo de que não conhecem nada tem algum valor real para a instituição que comandam é compreensivelmente uma coisa difícil de fazer.

Francamente, não sei se algo pode ser feito com relação a essa resistência institucional; acho que é simplesmente uma questão da natureza humana. Mas quero pelo menos mencionar o fato, tanto na esperança de que o público geral possa tomar consciência de que essa resistência acontece em parte para culpar pela falha dessas instituições ao seu trabalho de conferir novos desenvolvimentos úteis e também na possibilidade de que algumas pessoas em posição de autoridade possam ler os meus pensamentos e se perguntar se não se deixaram levar por essa tendência tão humana.

Outro fator que tem impedido a medicina chinesa e outros métodos alternativos legítimos de ser mais valorizados é algo relacionado ao que acabei de mencionar. Além de menosprezar os pontos positivos dos métodos alternativos, temos subestimado os pontos negativos do método convencional (moderno), especialmente o dano causado pela terapia por medicamentos alopáticos. Só depois do final da década de 1990 foi que se começou a considerar seriamente o tragicamente elevado índice de complicações causadas pela intervenção médica (medicina ativa) moderna em geral e a terapia por medicamentos em particular.

Estudos recentes publicados em importantes periódicos médicos têm demonstrado que as complicações por medicamentos e erros médicos classificam-se entre a terceira e quarta maiores causas de morte nos Estados Unidos!* Por piores que sejam essas estatísticas, o senso comum nos diz

---

* Veja Barbara Starfield, "Is US Health Really the Best in the World?" *Journal of the American Medical Association* 284 (julho, 2000); Linda Kohn, Janet Corrigan e Molla Donaldson, *To*

que elas representam apenas a ponta do *iceberg*. Não temos como saber o montante dos danos que os métodos médicos modernos podem realmente causar, uma vez que provar que as complicações menos dramáticas que a morte é uma coisa difícil de fazer. Qualquer que seja o verdadeiro dano e os seus custos, tanto em termos humanos quanto em termos financeiros, precisamos prestar mais atenção a até que ponto a medicina ativa é arriscada. Se fôssemos mais honestos com nós mesmos sobre essa questão, então seríamos compelidos a considerar alternativas mais seguras. Mas nesse aspecto, uma vez mais, o medo da auto-incriminação nos impede de agir. As pessoas envolvidas com o serviço médico moderno serão compreensivelmente as que menos quererão admitir que estão causando mais dano do que se pensava. Além disso, elas não acreditam que haja alternativas mais seguras, pelas diversas razões que já considerei. Portanto, elas tenderão a imaginar por que devemos nos incomodar em estudar os problemas com a medicina moderna se não temos nada melhor para colocar no lugar dela.

Embora seja um bom sinal que algumas pessoas de coragem tenham começado a lançar alguma luz sobre a debandada que a medicina ativa esteja causando, a resistência e a negação são um processo lento. Se apenas os poderes para isso acordassem para o fato de que existem alternativas legítimas, seguras, talvez pudéssemos fazer um verdadeiro progresso para melhorar o nosso sistema de saúde.

O último obstáculo que gostaria de mencionar que está atrasando a integração real do que há de melhor nas medicinas ativa e reativa é o relativo ao terreno profissional. No capítulo 8, ofereci conselhos sobre como encontrar um profissional qualificado. Isso deveria ter sido uma coisa bem simples de fazer, mas foi na verdade uma das partes mais difíceis na redação deste livro. O interesse crescente pela acupuntura, especialmente, gerou um desacordo sobre exatamente quem deveria ter a competência de oferecer esse tipo de terapia e qual deveria ser o seu tipo de formação. Dizer que existem desacordos entre as pessoas que praticam a acupuntura é um eufemismo. É bem triste, na minha opinião, que o crescimento de uma maravilhosa e nova (para o Ocidente) técnica de cura acabasse causando batalhas por território

---

Err is Human (Washington, D.C.: National Academy Press, 1999); e Jason Lazarou, Bruce Pomeranz e Paul Corey, "Incidence of Adverse Drug Reactions in Hospitalized Patients; A Meta-analysis of Prospective Studies", *Journal of the American Medical Association* 279 (Abril, 1998).

entre os seus praticantes. Se aqueles que entendem a importância para nós desse método de cura encontrassem um meio de deixar as diferenças de lado e se concentrassem em vez disso em superar os obstáculos à sua mais ampla aceitação, faríamos muito mais progressos em oferecer ajuda às pessoas que dela necessitam.

Por causa dos fatores que acabei de relacionar, os meus anos de prática da medicina chinesa foram de algum modo meio amargos para mim. Embora me sinta afortunado por ter aprendido sobre esse importante sistema de cura e a ter sido capaz de ajudar muitas pessoas que estavam desenganadas pelo sistema de saúde convencional, também foi frustrante saber que tantas pessoas podiam estar ajudando se pelo menos conhecessem melhor a medicina chinesa. Este livro nasceu a partir dessa frustração, e tenho a esperança de que os meus esforços possam dar uma pequena contribuição no sentido de uma maior compreensão do tesouro das possibilidades de cura que sobreviveram à prova do tempo e continuam a nos esperar, prontas a nos servir.

APÊNDICE A

■

AS DOZE LEIS DO YIN E DO YANG DO IMPERADOR AMARELO

De acordo com o livro de Hua-Ching Ni, *Tao: The Subtle Universal Law and the Integral Way of Life* (Los Angeles: Seven Star Communications, 1979).

1. O que produz e compõe o universo é o Tao, a unidade indivisível ou Nada supremo.
2. O Tao polariza a si mesmo: yang torna-se o pólo ativo do cosmos, yin torna-se o pólo solidificado.
3. Yang e yin são opostos e um completa o outro.
4. Todos os seres e coisas são agregados complexos da energia universal composta de proporções infinitamente variáveis de yin e yang.
5. Todos os seres e coisas encontram-se em estado dinâmico de mudança; nada está absolutamente estático ou concluído; tudo se encontra em um movimento incessante uma vez que a polarização, a fonte original do ser, não tem começo nem fim.
6. Yin e yang atraem-se mutuamente.
7. Nada é completamente yin nem completamente yang; todos os fenômenos são compostos tanto de yin quanto de yang.

8. Nada é neutro. Todos os fenômenos são compostos de proporções desiguais de yin e yang.
9. A força de atração entre yin e yang é maior quando a diferença entre os dois é maior, e é menor quando a diferença é menor.
10. Atividades semelhantes se repelem. Quanto maior a semelhança entre duas entidades da mesma polaridade, maior a repulsão mútua.
11. Nos extremos do desenvolvimento, yin produz yang e yang produz yin.
12. Todos os seres são yang na sua essência fundamental e yin na sua constituição material.

APÊNDICE B

ANTIGAS INSTRUÇÕES TAOÍSTAS SOBRE COMO ALCANÇAR A MENTE ABSOLUTA

Adaptação de Hsin Hsin Ming, traduzida por Seng-Tsan, que atuou por volta de 600 d.C. Do livro de Hua-Ching Ni, *The Taoist Inner View of the Universe and the Immortal Realm* (Los Angeles: Seven Star Communications, 1979), pp. 152-56.

O Caminho essencial não é difícil
   para aqueles que não têm prioridades.
Quando o amor e o ódio estão ausentes
   o Caminho se apresenta claramente.
Faça a menor distinção, contudo,
   e a sua distância da verdade será como entre o céu e a terra.
Se você quer reconhecer a verdade,
   então não tenha opinião a favor ou contra nada.
Contrapor o que você gosta ao que não gosta
   é a doença da mente.

Se a mente não faz discriminações,
   as dez mil coisas são como são, de pura essência.
Entender o mistério dessa essência única
   é ser liberto de todas as amarras.
Quando todas as coisas são vistas igualmente,
   atinge-se a essência eterna interior.
Nenhuma comparação ou analogia é possível
   nesse estado de indiferença, de distanciamento.

Para conhecer a versão integral, favor consultar a obra de Hua-Ching Ni, *The Taoist Inner View of the Universe and the Immortal Realm*.

FONTES DE PESQUISA

Fontes de pesquisa para livros sobre medicina chinesa e filosofia taoísta:

SevenStar Communications
13315 Washington Blvd., 2nd Floor
Los Angeles, CA 90066
1-310-302-1207, Fax: 1-310-302-1208
E-mail: taostar@taostar.com
www.sevenstar.com

Redwing Book Company
202 Bendix Drive
Taos, NM 87571
(800) 873-3946 Canada: (888) 873-3947
www.redwingbooks.com

Fontes de pesquisa para encontrar profissionais qualificados e outras informações relativas à medicina chinesa:

National Certification Commission
for Acupuncture and Oriental
Medicine (NCCAOM)
11 Canal Center Plaza, Suite 300
Alexandria, VA 22314
(703) 548-9004
www.nccaom.org

American Association of Oriental
Medicine (AAOM)
909 22nd Street
Sacramento, CA 95816
(866) 455-7999
www.aaom.org

Acupuncture and Oriental Medicine
Alliance
6405 43rd Avenue Court NW, Suite B
Gig Harbor, WA 98335
(253) 851-6896
www.aomalliance.org

California State Oriental Medicine
Association (CSOMA)
P.O. Box 21246
Concord, CA 94521
(925) 687-8485

California Acupuncture Board
444 N. 3rd Street, Suite 260
Sacramento, CA 95814
(916) 445-3021

American Academy of Medical
Acupuncture Physicians (AAMA)
4929 Wilshire Blvd., Suite 428

Los Angeles, CA 90010-3817
(800) 521-2262
www.medicalacupuncture.org

Accrediting Commission for
Acupuncture and Oriental
Medicine (ACAOM)
Maryland Trade Center 3
7501 Greenway Center Drive, Suite 820
Greenbelt, MD 20770
(301) 313-0855
www.acaom.org

International Academy of Medical
Acupuncture (IAMA)
(800) 327-1113
www.IAMA.edu

Society for Acupuncture Research
www.acupunctureresearch.org

American Organization for
Bodywork Therapies of Asia
(AOBTA)
1010 Haddonfield-Berlin Road, Suite 408
Voorhees, NJ 08043-3514
(856) 782-1616
www.aobta.org

American Academy of Veterinary
Acupuncture (AAVA)
66 Morris Avenue, suíte 2A
Springfield, NJ 07081
(973) 379-1100
www.aava.org

BIBLIOGRAFIA

Fontes de Consulta sobre Ciência, História e Cultura Oriental

Baskin, Wade. *Classics in Chinese Philosophy.* Totowa, NJ: Littlefield, Adams, 1974.

Beresford-Cooke, Carola. *Acupressure.* Nova York: Macmillan, 1996.

Campbell, Joseph. *The Masks of God: Oriental Mythology.* Nova York: Viking Penguin, 1962.

_____. *The Masks of God: Primitive Mythology.* Nova York: Viking Press, 1959.

Ellis, Andrew, Nigel Wiseman e Ken Boss. *Grasping the Wind.* Brookline, MA: Paradigm, 1989.

Fairservis, Walter A., Jr. *The Origins of Oriental Civilization.* Nova York: New American Library, 1959.

Gernet, Jacques. *A History of Chinese Civilization.* Trad. de J. R. Foster. Nova York: Press Syndicate of the University of Cambridge, 1982.

Gongwang, Liu e Akira Hyodo. *Fundamentals of Acupuncture and Moxibustion.* Tianjin, China: Tianjin Science and Technology, 1994.

Gwei-Djen, Ju e Joseph Needham. *Celestial Lancets: A History and Rationale of Acupuncture and Moxa.* Cambridge, UK: Press Syndicate of the University of Cambridge, 1980.

Kaptchuk, Ted J. *The Web That Has No Weaver*. Nova York: Congdon and Weed, 1983.

Ni, Hua-Ching. *The Complete Works of Lao Tzu; Tao Teh Ching and Hua Hu Ching*. Los Angeles: Shrine of Eternal Breath of Tao, 1979.

_____. *Eight Thousand Years of Wisdom: Conversations with Taoist Master Hua-Ching Ni*. Los Angeles: Shrine of the Eternal Breath of Tao, 1983.

_____. *Essence of Universal Spirituality*. Los Angeles: Shrine of the Eternal Breath of Tao, 1990.

_____. *The Footsteps of the Mystical Child*. Los Angeles: Shrine of the Eternal Breath of Tao, 1986.

_____. *The Gentle Path of Spiritual Progress*. Los Angeles: Shrine of the Eternal Breath of Tao, 1987.

_____. *Guide to Inner Light*. Los Angeles: Shrine of the Eternal Breath of Tao, 1990.

_____. *I Ching: The Book of Changes and the Unchanging Truth*. Los Angeles: Shrine of Eternal Breath of Tao, 1983.

_____. *Tao: The Subtle Universal Law and the Integral Way of Life*. Los Angeles: Shrine of Eternal Breath of Tao, 1979.

_____. *The Taoist Inner View of the Universe and the Immortal Realm*. Los Angeles: Seven Star Communications, 1979.

_____. *Teachings of Chuang Tzu: Attaining Unlimited Life*. Los Angeles: Shrine of Eternal Breath of Tao, 1989.

_____. *The Uncharted Voyage Toward The Subtle Light*. Los Angeles: Shrine of the Eternal Breath of Tao, 1985.

_____. *Workbook for Spiritual Development of All People*. Los Angeles: Shrine of the Eternal Breath of Tao, 1984.

Ni, Maoshing. *The Yellow Emperor's Classic of Medicine*. Boston: Shambala, 1995.

Ohashi, Wataru. *Do-It-Yourself Shiatsu: How to Perform the Ancient Japanese Art of "Acupuncture without Needles"*. Nova York: Dutton, 1976.

Palmer, Martin, org. *T'ung Shu: The Ancient Chinese Almanac*. Boston: Shambala, 1986.

Porkert, Manfred. *The Essentials of Chinese Diagnostics*. Zurique: ACTA Medicinae Sinensis Chinese Medicine, 1983.

Spence, Jonathan D. *The Chan's Great Continent: China in Western Minds*. Nova York: Norton, 1998.

Temple, Robert. *The Genius of China: Three Thousand Years of Science, Discovery and Invention*. Nova York: Simon and Schuster, 1989.

Time-Life Books. *TimeFrame 1500-600 BC: Barbarian Tides*. Alexandria, VA: Time-Life Books, 1987.

Time-Life Books. *TimeFrame, 3000-1500 BC: The Age of God-Kings*. Alexandria, VA: Time-Life Books, 1987.

Unschuld, Paul U. *Chinese Medicine*. Brookline, MA: Paradigm, 1998.

_____. *Huang Di Nei Jing Su Wen: Nature, Knowledge Imagery in an Ancient Chinese Medical Text*. Berkeley: University of California Press, 2003.

_____. *Medicine in China: A History of Ideas*. Berkeley: University of California Press, 1985.

Veith, Ilza. *The Yellow Emperor's Classic of Internal Medicine*. Berkeley: University of California, 1966.

Watson, William. *China: Before the Han Dynasty*. Nova York: Praeger, 1961.

Werner, Edward T. C. *Ancient Tales and Folklore of China*. Londres: Bracken Books, 1986.

Whittaker, Clio. *An Introduction to Oriental Mythology*. Secaucus, NJ: Chartwell Books, 1989.

Xin, Yang, Richard M. Barnhart, Nie Chongzheng, James Cahill, Lang Shaojun e Wu Hung. *Three Thousand Years of Chinese Painting*. New Haven, CT: Foreign Languages Press, 1997.

Fontes de Consulta sobre Ciência, História e Cultura Ocidental

Bordley, James III e Harvey A. McGehee. *Two Centuries of American Medicine*. Filadélfia: Saunders, 1976.

Capra, Fritjof. *The Tao of Physics*. Boulder, CO: Shambala, 1983. [*O Tao da Física*, publicado pela Editora Cultrix, São Paulo, 1985.]

_____. *The Web of Life: A New Scientific Understanding of Living Systems*. Nova York: Doubleday, 1996. [*A Teia da Vida*, publicado pela Editora Cultrix, São Paulo, 1997.]

Chaisson, Eric. *Relatively Speaking: Relativity, Black Holes, and the Fate of the Universe*. Nova York: Norton, 1990.

Cho, Z. H., E. K. Wong e J. Fallon. *Neuro-Acupuncture: Scientific Evidence of Acupuncture Revealed*. Los Angeles: Q-puncture, 2001.

Cohen, Bernard I. *The Birth of a New Physics*. Nova York: Norton, 1960.

Coveney, Peter e Roger Highfield. *The Arrow of Time*. Nova York: Ballantine Books, 1990.

Duncan, David Ewing. *Calendar: Humanity's Epic Struggle to Determine a True and Accurate Year*. Nova York: Avon Books, 1998.

Eisler, Riane. *The Chalice and the Blade: Our History, Our Future*. Nova York: HarperCollins, 1987.

Fisher, Jeffrey A. *The Plague Makers*. Nova York: Simon and Schuster, 1994.

Gleick, James. *Chaos: The Making of a New Science*. Nova York: Penguin Books, 1987.

Hawking, Stephen. *A Brief History of Time: From the Big Bang to Black Holes*. Nova York: Bantam Books, 1988.

Krupp, E. C. *Beyond the Blue Horizon: Myths and Legends of the Sun, Moon, Stars, and Planets*. Nova York: HarperCollins, 1991.

Motz, Lloyd. *The Constellations*. Nova York: Doubleday, 1988.

Prigogine, Ilya e Isabelle Stengers. *Order Out of Chaos: Man's New Dialogue with Nature*. Nova York: Bantam Books, 1984.

Schick, Kathy D. e Nicholas Toth. *Making Silent Stones Speak*. Nova York: Simon and Schuster, 1993.

Sherman I. W. e V. G. Sherman. *Biology: A Human Approach*. 3ª ed. Nova York: Oxford University Press, 1983.

Starr, Paul. *The Social Transformation of American Medicine*. Nova York: Basic Books, 1982.

Impressão e Acabamento

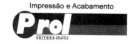